Petra Hirscher

GESUND DURCH *Astaxanthin*

Petra Hirscher

GESUND DURCH Astaxanthin

Wie Sie mit dem stärksten natürlichen Antioxidans Hautalterung vorbeugen, Entzündungen bekämpfen und jung und fit bleiben

riva

Bibliografische Information der Deutschen Nationalbibliothek:
Die Deutsche Nationalbibliothek verzeichnet diese Publikation in der Deutschen Nationalbibliografie. Detaillierte bibliografische Daten sind im Internet über http://dnb.d-nb.de abrufbar.

Für Fragen und Anregungen:
info@rivaverlag.de

Wichtiger Hinweis
Sämtliche Inhalte dieses Buches wurden – auf Basis von Quellen, die die Autorin und der Verlag für vertrauenswürdig erachten – nach bestem Wissen und Gewissen recherchiert und sorgfältig geprüft. Trotzdem stellt dieses Buch keinen Ersatz für eine individuelle Ernährungsberatung und medizinische Beratung dar. Wenn Sie medizinischen Rat einholen wollen, konsultieren Sie bitte einen qualifizierten Arzt. Der Verlag und die Autorin haften für keine nachteiligen Auswirkungen, die in einem direkten oder indirekten Zusammenhang mit den Informationen stehen, die in diesem Buch enthalten sind.

Originalausgabe
1. Auflage 2018

Nymphenburger Straße 86
D-80636 München
Tel.: 089 651285-0
Fax: 089 652096

Redaktion: Dr. Manuela Kahle
Umschlaggestaltung: Laura Osswald, München
Umschlagabbildung: Shutterstock.com/arleksey
Satz: inpunkt[w]o, Haiger (www.inpunktwo.de)
Druck: GGP Media GmbH, Pößneck
Printed in Germany

ISBN Print 978-3-7423-0433-9
ISBN E-Book (PDF) 978-3-95971-954-4
ISBN E-Book (EPUB, Mobi) 978-3-95971-955-1

Weitere Informationen zum Verlag finden Sie unter
www.rivaverlag.de
Beachten Sie auch unsere weiteren Verlage unter www.m-vg.de

Inhalt

Vorwort ... 7

Der Blutregen und seine Alge ... 9

Fantastische Naturerscheinungen ... 9

Von Makro- und Mikroalgen ... 13

Haematococcus pluvialis – die Blutregenalge ... 15

Astaxanthin – der wertvolle Naturfarbstoff ... 21

Die Karotinoide ... 21

Ein tierischer Flirt ... 25

Das Potential für die Gesundheit ... 29

Oxidatives Gleichgewicht ... 29

Regulierung von Entzündungen ... 36

Herz und Stoffwechsel ... 39

Gesunde Augen, gutes Sehen ... 44

Jugendliche und gesunde Haut ... 51

Power für das Gehirn ... 56

Leistungsstarke Muskeln ... 59

Astaxanthin als Nahrungsergänzungsmittel 65

Weltweite Herstellung 65

Ein sicheres Produkt 70

Noch Fragen? 75

Zum Schluss: gute Gründe für Astaxanthin 79

Übersicht verwendeter Quellen 81

Vorwort

Flamingoküken sind nach dem Schlüpfen klein, flauschig – und grau. Es wird zwei bis drei Jahre dauern, bis ihr Gefieder beginnt, sich rosa oder rot zu färben. Die Ursache dafür findet sich in ihrem Stoffwechsel und ihrer Nahrung.

Auf dem Speiseplan wild lebender Flamingos stehen Algen und kleine Krebse, die Farbpigmente aus der Gruppe der Karotinoide enthalten. Die Vögel nehmen sie auf, wandeln sie um und lagern die Karotinoide als Farbstoff in Beinen, Schnäbeln und Federn ab. Dieses Depot müssen sie auch immer wieder ergänzen, da sonst ihr Federkleid unter der Sonne »bleichen« und seine leuchtende Farbe verlieren würde. Flamingos gehören zu den ersten Vogelarten, bei denen man diesen Mechanismus, das Färben mittels Karotinoiden, erforschte.[1]

Verantwortlich für die intensive Rotfärbung ist vor allem das Karotinoid Astaxanthin – ein noch relativ unbekannter rötlicher Farbstoff.

Verschiedene Organismen, zu denen Algen, Bakterien und Pilze gehören und die am Beginn der Nahrungskette stehen, bilden diesen Farbstoff. Der Anteil an Astaxanthin konzentriert sich dann in den Lebewesen, die in der Nahrungskette höher stehen und diese Primärerzeuger fressen: Fleisch und Haut von Lachs, Shrimp und Forelle verdanken ihm ein appetitliches Rot, aber auch die Schalen und Panzer von Krabben, Krebsen, Krillen oder Hummern. Und, wie gesagt, die Federn der Flamingos.

Karotinoide sind die in der Natur am meisten verbreiteten Pigmente und bekannt für ihre antioxidativen, das heißt zellschützenden Kräfte. Dies gilt auch für Astaxanthin, das zunehmend nicht nur wissenschaftliche Aufmerksamkeit erfährt. Selbst Sportler, die am Ironman-Triathlon teilnehmen, setzen verstärkt auf Astaxanthin: Es verlängert die Ausdauer und schützt auf natürliche Weise vor den gefährlichen UV-Strahlen der sengenden Sonne Hawaiis.

Wie groß ist das Gesundheitspotential von Astaxanthin für den Menschen? Die aktuelle Studienlage ist diesbezüglich ausgesprochen interessant: Es konnte gezeigt werden, dass es gegen kardiovaskuläre Risiken wirkt, das Gehirn schützt und das Immunsystem aktiviert. Und warum? Astaxanthin ist als chemischer Zellschutz das stärkste bekannte Antioxidans und schützt den Organismus vor der Wirkung freier Radikale, die Alterungsprozesse und degenerative Krankheiten begünstigen.

Entdecken Sie Astaxanthin und erfahren Sie, welchen Beitrag es für Ihre Gesundheit und Ihr Wohlbefinden leisten kann.

Der Blutregen und seine Alge

An den Herbst des Jahres 2014 werden sich die Bewohner der nordspanischen Provinz Zamora noch lange erinnern. Das Wetter war ungemütlich, es regnete stark und dann gab es da noch ein ungewöhnliches Phänomen: Das Wasser in Dorfbrunnen, Pools, Zisternen und Tümpeln, das zuvor klar gewesen war, färbte sich plötzlich blutrot. Hatte sich jemand einen schlechten Scherz erlaubt? Waren etwa Chemikalien ins Wasser geraten?

Fantastische Naturerscheinungen

Alchemisten glaubten einst, dass das Entstehen von roter Farbe ein lebendiger Prozess sei. Und im Grunde hatten Sie recht. Die Farbe Rot umfasst verschiedenste Tönungen: Das Karminrot der Koschenillelaus, das in Lippenstiften zu finden ist, das Rot der Bleimennige, mit dem die Römer Götterstatuen färbten, oder der Färberkrapp, mit dem man im Mittelalter Teppiche und Kleidung der einfachen Leute einfärbte, um nur einige Beispiele zu nennen.[2] Als Signalfarbe, Ausdruck von Liebe und Leidenschaft, Symbol für hohe Gerichtsbarkeit sowie Autorität und Würde erregt die Farbe Rot bis heute besondere Aufmerksamkeit und steht ebenso für Macht, Dominanz und auch Aggression.[3]

Schon in den Schriften der Antike, insbesondere der Bibel, und ebenso im Mittelalter schenkte man rot gefärbten Erscheinungen in der Natur große Beachtung. So wurde in der griechischen und römischen Antike bereits der sogenannte »Blutregen« beobachtet. Homers *Illias* (etwa 8./7. Jh. v. Chr.) beschreibt diese Himmelserscheinung und macht Göttervater Zeus dafür verantwortlich.[4] Der Geschichtsschreiber Livius (59 v. Chr.–17 n. Chr.) bewertet es als ein Vorzeichen, was wiederum der Politiker und Philosoph Cicero (106–43 v. Chr.) bezweifelt und stattdessen eine naturwissenschaftliche Erklärung versucht: dass nämlich die Verbindung von Regen mit bestimmten Erden einen blutähnlichen Effekt ergeben könne.[5] Im England des Mittelalters unterstreicht der angelsächsische Kleriker Geoffrey von Monmouth (1095–1155) die Bedeutung des Blutregens als Omen.

Seit dem 19. Jahrhundert nahm das akademische Interesse an roten Naturerscheinungen deutlich zu, und alles, was in der Naturwissenschaft Rang und Namen hatte, stellte entsprechende Untersuchungen an. Der Zoologe Christian Ehrenberg (1795–1876) war es, der 1847als Erster in seiner Abhandlung »Passatstaub und Blutregen« die wissenschaftliche Seite des Phänomens beleuchtete. Etwa zur selben Zeit war der Naturforscher Charles Darwin (1809–1882) mit der kleinen Brigg HMS Beagle auf dem Atlantik unterwegs und recherchierte umfangreich zum Thema Blutregen.

Die rote Blüte der Schneealge

Ein weiteres Phänomen, das Aufsehen erregte, war »Blutschnee«; und zu verdanken war dies unter anderem einer Zeichnung des schottischen Polarforschers John Ross (1777–1856). Er unternahm 1818 eine Arktis-Expedition zum Nordpol und erreichte am 17. August die grönländische Nordwestküste nahe Kap York. Dort waren die Klippen mit immensen Schneefeldern aus rotem Schnee überzogen. Dieser ungewöhnliche Anblick veranlasste Ross zu einer Notiz in seinem Expeditionstagebuch: »We now discovered that the snow, on the face of the cliffs, presented an appearance both novel and interesting, being apparently stained, or covered, by some substance, which gave it a deep crimson colour.«[6] (»Jetzt überraschte uns der Schnee oben auf den Klippen mit einem eben so neuen als merkwürdigen Anblick. Er war mit einer Substanz vermischt oder bedeckt, die ihm eine dunkle Karmesinfarbe gab.«[7]) Er taufte die Klippen in der Baffin-Bucht *Crimson Cliffs* (englisch für: karmesinrote Klippen). Einige Proben des geschmolzenen Schnees und seiner Sedimente brachte Ross zurück nach Europa, wo Chemiker, Naturforscher und Astronomen darüber in Aufregung gerieten. Worum handelte es sich? Um organisches oder anorganisches Material? War es roter Staub, eine Alge oder ein Pilz? Woher kam es?

1824 bezeichnete der schwedische Botaniker Carl Adolph Agardh (1785–1859) die Organismen aus dem ewigen Schnee als *Protococcus nivalis* für Schneealge.[8] Zu seinem Namen war der Blutschnee also durch die Pigmentierung von Algen gekommen.

Die Schneealge ist eine kälteangepasste Mikroalge, ein echter Überlebenskünstler in den extremen Umweltverhältnissen der ewigen Schnee- und Eisgebiete. Sie wächst in den obersten Zentimetern der Schneeschicht und ist hier nicht nur einem Unterangebot von Nährstoffen und extremen Temperaturen ausgesetzt, sondern auch starker UV-Strahlung. Um durch die hohe UV-Strahlung keinen Schaden zu nehmen, bildet sie zum Schutz Pigmente. Bei einem der Pigmente handelt es sich um das Ketocarotinoid Astaxanthin, dessen blutrote Farbe den Schneealgenblüten die Bezeichnung »Roter Schnee« oder unter den frühen Seefahrern den Namen »Blutschnee« einbrachte.

Die besondere Kraft, die in diesem natürlichen Farbstoff liegt, werden Sie im Folgenden detailliert entdecken.

Der spanische Blutregen

Heute weiß man, dass »Blutregen« ein seltenes, aber ungefährliches Wetterphänomen ist, an dem zumeist Staub aus der Sahara beteiligt ist. Dieser Saharastaub unternimmt weite Reisen durch die Atmosphäre. Wird er dann schließlich von Regentropfen zum Erdboden zurücktransportiert, kann er den Niederschlag leicht bräunlich oder rötlich färben, und man spricht von Blutregen. Es ist nicht ungewöhnlich, dass der Saharastaub bis nach Mitteleuropa vordringt: Durchschnittlich etwa fünf bis 15 Mal im Jahr zieht Wüstenstaub aus der Sahara über Marokko und Frankreich zum Beispiel nach Deutschland. Doch im Herbst 2014 hatte der Saharastaub mit dem Blutregen auf der Iberischen Halbinsel nichts zu tun.

In den Dörfern Zamoras, der wild-ursprünglichen Region im Nordwesten von Kastilien-León, hatte so manch einer gleich eine theologische Vermutung. War das blutfarbene Wasser ein düsteres Vorzeichen? Sollte man sich an die Zehn Plagen der Bibel erinnern? Vor allem an die erste, die im zweiten Buch Mose beschrieben wird: »Mose und Aaron taten, wie ihnen der HERR geboten hatte. Da hob er den Stab und schlug ins Wasser, das im Nil war, vor dem Pharao und seinen Großen. Und alles Wasser im Strom wurde in Blut verwandelt.«

Jetzt traten Forscher der Universität Salamanca auf den Plan. Nach intensiver Suche fand sich ein plausibler Hintergrund und damit eine naturwissenschaftliche Erklärung für das Phänomen. Der Regen, der in einigen Ortschaften der Region niedergegangen war, hatte einen seltsamen Reisenden mitgebracht: Eine grüne Mikroalge, die sich rötlich verfärbt, sobald sich ihre Lebensbedingungen verschlechtern.

Von Makro- und Mikroalgen

Algen leben nahezu überall: in Ozeanen, im Süßwasser und auf feuchten Oberflächen und Böden, selbst in extremen Klimazonen finden sich Spezialisten. Die Geschichte der Algen beginnt vor etwa drei Milliarden Jahren, als sich die ersten Cyanobakterien, auch Blaualgen genannt, entwickelten, und infolge die Erdatmosphäre mit Sauerstoff anreicherten. Durch Endocytobiose, bei der Einzeller als Wirt wesentlich kleinere Zellen als Untermieter aufnehmen, entwickelten sich 1,5 Milliarden Jahre später die ersten Grünalgen.[9]

Auf der Erde existiert mit weit über Hunderttausend Algenarten eine riesige Artenvielfalt. Algen können frei schwimmend oder festsitzend vorkommen. Als Überlebenskünstler passen sie sich hervorragend an die sie umgebenden Umweltverhältnisse an und so findet man sie sowohl in permanent oder nur zeitweise feuchten Standorten, in Trockengebieten, in heißen Quellen und sogar in Eis und Schnee.

Morphologisch kann man grob zwischen Mikro- und Makroalgen unterscheiden, denn ihr Formenreichtum reicht vom einen Mikrometer großen Einzeller bis hin zum meterlangen Großtang. Die Großalgen sind die Makroalgen. Sie erinnern in ihrer Struktur an Blätter, Stängel und Wurzeln und können bis zu 50 Meter lange Tange und ganze Unterwasserwälder bilden. Die Winzlinge unter den Algen sind die mikroskopisch kleinen Mikroalgen. Mikroalgen kommen in allen aquatischen Ökosystemen der Erde vor. Sie stellen eine große Gruppe Fotosynthese betreibender, einzelliger Kleinstorganismen dar und erscheinen entweder als komplexere Eukaryoten mit einem echten Zellkern oder als sehr einfache Prokaryoten ohne Zellkern. Ihre Artenfülle ist weit größer als die der höher entwickelten Pflanzen: Obwohl man davon ausgeht, dass mehr als 350 000 Arten existieren, wurden bis heute nur etwa 30 000 erforscht und analysiert.[10]

Algen sind Lebewesen mit ganz erstaunlichen Fähigkeiten: Sie sind einfach strukturiert, äußerst genügsam, wachsen schnell und können außerdem auch eine ganze Reihe wertvoller Substanzen auf ganz natürlichem Weg herstellen. Dazu gehören beispielsweise: Mehrfachzucker (Polysaccharide), Lipide, Proteine, Karotinoide, Pigmente, Vitamine, Sterine, Enzyme, Antibiotika, pharmazeutisch wirksame Stoffe, Feinchemikalien oder auch Biokraftstoffe. Das macht sie zu interessanten Rohstoffen für die Nahrungsmittelindustrie, für Kosmetik, Pharmazie, Chemie und die Bioenergiebranche. Heute sind Mikroalgen die Hoffnungsträger unter den nachwachsenden Rohstoffen. In ihnen sieht man eine der meistversprechenden biotechnologischen Ressourcen für die Isolierung neuer Produkte, aber auch für die Entwicklung neuer Produktionsverfahren.[11] Zurzeit werden fünf Algenstämme kommerziell genutzt: die zwei Cyanobakterienarten *Arthrospira* (Spirulina) und *Aphanizomenon flos-aquae* (Grüne Spanalge) und die drei Grünalgen *Chlorella*, *Dunaliella*, und *Haematococcus*. Und so wird auch aus der grünen Mikroalge im Blutregen von Zamora ein äußerst potenter Produzent für die biotechnologische und kommerzielle Nutzung.

Haematococcus pluvialis – die Blutregenalge

Die grüne Mikroalge, die sich rötlich verfärbt, sobald sich ihre Lebensbedingungen verschlechtern, ist der *Haematococcus pluvialis*, die Blutregenalge. Die Wissenschaftler der Universität Salamanca vermuteten, dass starke Westwinde getrocknete Algensporen nach Spanien getragen hatten.[12] Nachdem nun die Alge in Wasser gelangt war, dauerte es nicht lange, und es färbte sich blutrot – wie in den Pools und Brunnen der zamoranischen Dörfer.

Was weiß man über den *Haematococcus pluvialis*? Der Taxonomie nach gehört er zur Klasse der *Chlorophyceae*, der Ordnung *Volvocales* und zur Familie *Haematococcaceae* mit mehr als 7 000 Spezies. Er ist einzellig, weltweit verbreitet, lebt in Süßwasser und ist auch unter den älteren Namen *Haematococcus lacustris* und *Sphaerella lacustris* bekannt. Dieser Winzling unter den Algen ist knapp 0,1 Millimeter groß und gilt daher als Mikroalge.

Die Blutregenalge kommt auf der ganzen Welt vor, bevorzugt in Gebieten mit gemäßigtem Klima. Sie kann in einer Vielzahl von Habitaten wachsen und lebt häufig in temporären Süßgewässern wie Teichen, kleinen Wasserlöchern, Pfützen, Vogeltränken oder gar in Weihwasserbecken, zum Beispiel im Wiener Stephansdom[13].

Überlebensstrategie von Grün nach Rot

Als Grünalge ist die Blutregenalge ein sehr lichtsensibler Organismus. Sie hat in ihrer Entwicklungsgeschichte eine ganz besondere Strategie zur Stressbewältigung entwickelt. Diese Strategie ist für Lebensräume wie schnell austrocknende Gewässer, Pfützen oder Becken schlichtweg überlebenswichtig.

Es lassen sich vier Lebensphasen der Blutregenalge unterscheiden: eine grüne aktive Phase, die rote aktive Umfärbephase, massive Rotfärbung und als Ruhephase das Dauerstadium.

Das grüne Stadium zeugt von lebhafter Aktivität, möglich ist das der Blutregenalge mithilfe zweier körperlanger Geißeln. Durch diese ist sie mobil und kann frei im Wasser schwimmen. Bei starkem Stress durch Wasser- oder Nahrungsmangel (Phosphor und Stickstoff), Hitze oder Kälte bildet sie eine Dauerform. Die Alge stellt jetzt alle anderen wichtigen Stoffwechselvorgänge (an denen das grüne Chlorophyll beteiligt ist) ein und kümmert sich nur noch um die Bildung des rettenden, roten Astaxanthins. Sie produziert dickere Zellwände als eine Art biologischen Schutzschild, in den sie sich einkapseln kann.[14] Die gebildete Kapsel beziehungsweise Zyste (Haematocyste) ist blutrot pigmentiert, weil dort das Karotinoid Astaxanthin angereichert wird, das die Zellen der Alge vor Belastungen schützt. Als leuchtend roter Kreis sieht die Alge zwar prachtvoll aus, doch eigentlich geht es ihr schlecht. Schließlich ist die Astaxanthin-Anreicherung für die Alge eine Möglichkeit, Energie und Kohlenstoff zu speichern, um diese dann später, unter besseren Bedingungen für die weitere Synthese zu verwenden.

Und so überlebt die Alge sehr gut in rasch wechselnden, prekären Licht-, Temperatur- und Salzkonzentrationsverhältnissen, die für andere Mikroalgen schädlich wären. Im roten Stadium kann der Haematococcus Trockenzeiten, sengende Hitze oder eisige Kälte vier Jahrzehnte ohne Nahrung und ohne Wasser überdauern. Am Boden des ausgetrockneten Wassergefäßes verbleibt lediglich eine dunkelrote Kruste, die wie geronnenes Blut aussieht.

Die roten, kugeligen Dauerzellen werden leicht durch die Luft verbreitet. Gelangen sie in Kleinstgewässer, die aus der Umgebung Nährstoffe erhalten haben, vermehren sie sich rasch. Aus den kugeligen Haematocysten treten bis zu 16 bewegliche grüne Zellen aus, die rasch ihre Geißel verlieren und sich dann bei Nährstoffmangel oder beim Eintrocknen wieder zu dickwandigen rot gefärbten Zellen wandeln. Der Kreislauf beginnt von neuem.

Die Zusammensetzung der Blutregenalge

Die Wandlung der grünen, beweglichen Zellen mit zwei Geißeln zu sesshaften, großen roten Zysten bedeutet für die Alge nicht nur eine Änderung von Form und Gestalt, sondern auch ihrer biochemischen Zusammensetzung.

Je nachdem, ob sich die Alge in ihrer grünen oder roten Phase befindet, weist sie beispielsweise unterschiedliche Gewichtsanteile[15] von Proteinen, Lipiden, Kohlenhydraten und Karotinoiden in Prozentanteilen bezogen auf die Trockenmasse auf – ein Aspekt, der bei der erfolgreichen Kultivierung (siehe Seite 68) besonders berücksichtigt werden muss.

- Proteine: Im grünen Stadium bei günstigen Wachstumsbedingungen enthält Haematococcus viel Protein, rund 29 bis 45 Prozent, im roten Stadium dagegen nur noch 17 bis 25 Prozent.

- Lipide: Im grünen Stadium schwankt der Lipid-Anteil (das ist die Gesamtheit der Fette und fettähnlichen Substanzen) zwischen 20 und 35 Prozent, im roten Stadium zwischen 32 bis 37 Prozent.
- Kohlenhydrate: Mit etwa 15 bis 17 Prozent im grünen Stadium sind dies nur etwa halb so viele Kohlenhydrate wie im roten unter Stressbedingungen mit 36 bis 40 Prozent.
- Karotinoide schlagen im grünen Stadium mit nur 0,5 Prozent zu Buche. Hierbei dominiert der Anteil des primären, sprich normalerweise vorhandenen Karotinoids Lutein (das ist ein gelber Farbstoff) mit knapp 57 Prozent. Im roten Stadium steigt der Karotinoid-Anteil deutlich an, auf 2 bis 5 Prozent. Das Hauptgewicht verlagert sich jetzt auf Astaxanthin mit einem Anteil von über 81 Prozent und erklärt die sichtbare Rotfärbung.

Beim Spazierengehen zufällig entdeckt

Haematococcus ist seit vielen Jahren Gegenstand der Forschung. Die Untersuchungen zu Haematococcus als Astaxanthin-Produzent nimmt gegenwärtig immer mehr Fahrt auf, doch wie waren die Anfänge?

Als Erster beschrieb sie der preußische Botaniker Julius von Flotow (1788–1856) im Jahr 1842, der die Blutregenalge bei einem Spaziergang als rote Materie in stehendem Regenwasser entdeckte. Nachdem er sie genauer untersucht hatte, ergab sich folgendes Bild: »Unter dem Mikroskop zeigte sich jene an das Gefäss angetrocknete rothe Masse als unveränderte Haematococcus-Kügelchen des Haematococcus pluvialis, die rothgrüne und grüne bestand aus Myriaden derselben Wesen, die aber mit infusorieller Bewegung begabt, äußerst lebhaft durcheinander wimmelten.[16] [...] Bei Vielen war der Farbenwechsel bis nahe an die Mitte vorgedrungen, wo aber immer ein karminrother Kern sichtbar blieb, – bei Andern blieb der grüne Saum auf die der Peripherie zunächst gelegenen Theile beschränkt.«[17]

Die komplette »Lebensgeschichte« der Grünalgen-Gattung Haematococcus pluvialis stellte zum ersten Mal 1899 der Biologe Dr. Tracy E. Hazen (1874–1943), Extraordinarius am Barnard College der Columbia University, New York, in einem umfangreichen Aufsatz vor.[18]

Astaxanthin – der wertvolle Naturfarbstoff

Astaxanthin wurde erstmals 1938 von Nils Andreas Sörensen (1909–1987) und dem späteren Nobelpreisträger für Chemie, Richard Kuhn (1900–1967), beschrieben – und zwar als ein Farbstoff, der in Hummereiern enthalten ist.[19] Heute weiß man, dass dieses mit Sauerstoff angereicherte, fettlösliche Pigment aus der Gruppe der Karotinoide über ein breites Anwendungsspektrum verfügt. Durch seine einzigartige Konfiguration kann es eine ganz besondere biologische Aktivität entfalten. Es kommt natürlich vor, wird in Bioreaktoren gezüchtet oder synthetisch hergestellt.

Die Karotinoide

Die schönsten Rottöne, von strahlendgelben über orangefarbene bis hin zu den tiefroten Farben: Viele unserer Nahrungsmittel, Pflanzen und Tiere schulden ihre Farbenpracht den Karotinoiden. Die rote Tomate verdankt ihre Farbe dem Lycopin. Der Maiskolben ist gelb dank Zeaxanthin und die Karotte orange durch Beta-Karotin.

Karotinoide sind natürlich vorkommende, fettlösliche (lipophile) Pigmente, die von Pflanzen, Algen, Bakterien, Pilzen und Hefen produziert werden – rund 100 Millionen Tonnen jährlich. Im Pflanzenreich spielen die Karotinoide eine wichtige Rolle in der Fotosynthese, sie agieren als lichtumwandelnde Pigmente und als Lichtschutzmechanismen. Über 750 verschiedene Karotinoide konnten bislang isoliert werden und ein Ende neuer Entdeckungen scheint nicht in Sicht zu sein.[20]

Sowohl Menschen als auch Tiere können Karotinoide nicht selbst bilden und müssen sie mit der Nahrung aufnehmen. Viele Forschungsergebnisse zeigen, dass eine an Karotinoiden reiche Ernährung das Risiko für bestimmte Erkrankungen des Menschen reduziert. Da sie als Antioxidantien fungieren, können sie die Zellen, Gewebe und Organe im Kampf gegen die schädigende Wirkung freier Radikale unterstützen und somit gegen Krebs, Herz-Kreislauf-Erkrankungen, zu hohen Cholesterinspiegel und Augenleiden wie Linsentrübung oder Makuladegeneration wirken.[21]

Chemisch werden die Karotinoide in zwei Hauptgruppen eingeteilt, die sich durch den Aufbau ihrer Moleküle unterscheiden. Die erste Gruppe sind die Karotine, die nur aus Kohlenstoff und Wasserstoff aufgebaut sind. Hierzu gehören Beta-Karotin, Lycopin und Alpha-Karotin. Die zweite Gruppe sind die Xanthophylle, die sauerstoffhaltigen Abkömmlinge der Karotine. Zu ihnen zählen Lutein und Zeaxanthin.

Die Sonderstellung von Astaxanthin

Astaxanthin nimmt in der Gruppe der Xanthophylle aufgrund seiner Molekularstruktur eine Sonderstellung ein: Die Hydroxyl- und Carbonylgruppen am Ende des Moleküls unterscheiden Astaxanthin von Beta-Karotin und von anderen Karotinoiden. Dadurch besitzt es zum Beispiel die folgenden einzigartigen chemischen Eigenschaften:

- Die Fähigkeit, verestert zu werden, also an ein oder zwei Fettsäuremoleküle gebunden zu werden. So ist es noch wirksamer als nicht-verestertes, freies Astaxanthin. Denn in seiner freien Form ist Astaxanthin äußerst instabil und besonders anfällig für Oxidation. Sobald es oxidiert, zerfällt es in das Abbauprodukt Astacene, das keinen Gesundheitswert für Mensch oder Tier hat. Deshalb wird Astaxanthin in der Natur durch Bindung an Proteine oder Veresterung mit Fettsäuren stabilisiert.[22]
- Anders als bei anderen Antioxidantien wird verbrauchtes, oxidiertes Astaxanthin nicht selbst zum freien Radikal. Es kann die sogenannte Lipidperoxidation hemmen, die durch oxidativen Stress Schäden an den Zellmembranen verursacht.[23] Membranschäden können schlimmstenfalls zum Zelltod führen.
- Über die weißen Blutzellen, die Leukozyten, wird etwa die Hälfte des gesamten aufgenommenen Astaxanthins in die Mitochondrien (das sind Energieversorgungszentren in unseren Zellen) transportiert. Dank seiner spezifischen Molekülstruktur kann Astaxanthin die Doppelmembran der Mitochondrien durchdringen und dort für einen stabilen Zellschutz vor oxidativen Schäden bieten. Und es dringt auch in die Mikrosomen (das sind die kleinsten lichtbrechenden Körnchen im Zellplasma) und in die Zellkerne vor.

- Astaxanthin kann – im Gegensatz zu anderen Antioxidantien – freie Radikale sowohl in den äußeren als auch in den inneren Schichten der Zellmembran eliminieren: Vitamin E und Beta-Karotin wirken zum Beispiel nur an der inneren Seite der Zellmembran, Vitamin C nur an der äußeren.[24]

Ein superstarkes Antioxidans

Astaxanthin wirkt nicht nur entzündungshemmend und immunantwortsteigernd (das ist die Steigerung der Abwehrkräfte des Körpers), sondern verfügt auch über besonders starke antioxidative Eigenschaften. Es zählt zu den Karotinoiden mit dem höchsten antioxidativen Potential.[25] Im Tierversuch hat es sich zehnfach effizienter erwiesen als andere Karotinoide wie beispielsweise Lutein oder Beta-Karotin.[26] Die antioxidative Aktivität, die Astaxanthin entfaltet, sticht die von anderen bekannten Antioxidantien bei Weitem aus. Bislang wurden keine Nebeneffekte, Vergiftungen oder Wechselwirkungen mit Medikamenten, Lebensmitteln oder anderen Ergänzungsmitteln registriert.

Um wieviel übertrifft nun seine Fähigkeit, schädliche reaktive Sauerstoffverbindungen (ROS; *reactive oxygen species*), die die Bildung von freien Radikalen und damit oxidativen Stress bewirken, aufzufangen, die von Vitamin C und Co.?

Astaxanthin wirkt:

- 6000-mal stärker als Vitamin C,
- 800-mal stärker als Coenzym Q10,
- 550-mal stärker als Vitamin E,
- 200-mal stärker als Polyphenole (bioaktive Substanzen in Pflanzen),
- 150-mal stärker als Anthocyane (Gruppe von Pflanzenfarbstoffen),
- 100-mal stärker als Alpha-Tocopherol[27],
- 75-mal stärker als Alpha-Liponsäure.[28]

Ein tierischer Flirt

Wohl kaum ein Rothuhnweibchen kann einem Rothuhnmännchen widerstehen, wenn dies sein Prachtkleid trägt: Schwanzfedern, die beim Auffliegen brandrot leuchten, tolle rote Augen, einen kräftigen roten Schnabel und hinreißend rote Beine und Zehen mit schwarzen Krallen.

Seit Charles Darwin üben farbige Muster an Tieren eine große Faszination auf Evolutionsbiologen aus. Bereits 1871 entwickelte der britische Naturwissenschaftler in seinem Werk *The descent of man, and selection in relation to sex* (Deutsch: *Die Abstammung des Menschen und die geschlechtliche Zuchtwahl*) die Idee, dass die farbenprächtigsten Merkmale das Produkt geschlechtlicher Selektion seien. Die Vorteile lagen klar auf den Hand: Mehr Attraktivität im Wettstreit mit anderen Konkurrenten um eine Partnerin und mehr Potential, die Aufmerksamkeit des Weibchens zu erregen.

Die gelbe bis rote Farbenpracht basiert auf karotinhaltigen Pigmenten, die Tiere nur über die Nahrung aufnehmen können. Dazu gehört neben den Karotinoiden Zeaxanthin und Lutein insbesondere auch Astaxanthin.[29]

Das rote Karotinoid Astaxanthin ist also das Pigment, das ganz natürlich Federn und Haut vieler Vögel eine attraktive Rotfärbung verleiht. Man denke an Flamingo, Scharlach-Ibis oder Rosalöffler. Ihm verdanken die Panzer von Hummer, Garnele, Krill, Krabbe und anderen Krustentieren ihre charakteristischen bläulichen bis rötlichen Schattierungen. Bläulich sind sie, solange die Krustentiere leben, da das Astaxanthin an ein Protein gebunden ist, was sie bläulich erscheinen lässt. Erst beim Kochen trennen sich Pigment und Protein, und Krabbe oder Hummer werden »krebsrot«.

Auch das Fleisch von Fischen wie Lachs oder Red Snapper kann dank Astaxanthin ein appetitliches Orange bis Rotorange vorweisen. Tiere, in deren Gewebe oder Gefieder Astaxanthin zu finden ist, haben das Karotinoid immer über die Nahrung in ihren Organismus aufgenommen, denn nur eine kleine Zahl an Organismen weltweit ist fähig, Astaxanthin selbst zu produzieren. Zu diesen Organismen zählen die Süßwasseralge *Chlorella sorokiniana*, einige Meeresalgen, das Bakterium *Paracoccus carotinifaciens*, der rote Hefepilz *Phaffia rhodozyma* und das tiefrote Sommer-Adonisröschen *Adonis aestivalis*. Als effizienteste Quelle und Haupterzeugerorganismus gilt jedoch der *Haematococcus pluvialis.*[30]

Neben der Gewinnung durch die Blutregenalge ist eine geringere Produktion mithilfe von Garnelen- und Schalentierresten möglich.[31]

Beispiele für Astaxanthin-Konzentrationen

Auf jedes Kilogramm Gewicht sammelt ...

- Atlantischer Lachs (*Salmo salar*) drei bis 11 Milligramm Astaxanthin[32];
- Antarktischer Krill (*Euphausia superba*) etwa 120 Milligramm Astaxanthin;
- die Eismeergarnele (*Pandalus borealis*) etwa 1200 Milligramm Astaxanthin;
- der rote Hefepilz (*Phaffia rhodozyma*) etwa 10 000 Milligramm Astaxanthin;
- die Blutregenalge (*Haematococcus pluvialis*) etwa 40 000 Milligramm Astaxanthin.

Astaxanthin in der Tierhaltung

In der Tierhaltung bringt die Verwendung von Astaxanthin zur Pigmentierung gleich mehrfachen Nutzen: Es reichert sich in Fleisch und Haut an. Es verbessert die Fleischfärbung und Qualität der Fischeier, stärkt das Immunsystem der Tiere, sorgt für besseres Wachstum und Überleben der Jungfische von Lachsen, Seebrassen und Regenbogenforelle und von Garnelen.

Bei Geflügel erbrachte die Beigabe von Haematococcus-pluvialis-Trockenpulver eine intensivere Dotterfarbe, die Verbesserung der Legeleistung und eine Stärkung der Brustmuskulatur. Küken waren durch die Beigabe gesünder, ihre Sterblichkeit sank und die Fruchtbarkeit nahm zu.[33]

Aufgrund seines hohen Preises wird Astaxanthin für Futtermittel zu 97 Prozent durch chemische Synthese hergestellt.[34]

Das Potential für die Gesundheit

Einzigartige Zellmembranfunktionen und die verschiedenen klinischen Vorteile machen Astaxanthin heute zum Gegenstand der Forschung in aller Welt. Viele Studien unterstützen den großen Einfluss von Astaxanthin auf die Funktion der Mitochondrien, auf Entzündungen, oxidativen Stress und Stoffwechselvorgänge.

PubMed, die von der National Library of Medicine (USA) bereitgestellte größte und wichtigste medizinische Literaturdatenbank weltweit, verzeichnet Berichte über klinische Studien an Astaxanthin seit 1948. Ein Großteil dieser Studien wurde im Tierversuch oder in vitro, »im Reagenzglas«, durchgeführt. Im vorliegenden Überblick entdecken Sie die positiven Effekte von Astaxanthin auf die menschliche Gesundheit. Als Basis dienten einige der bis 2017 insgesamt 273 Studien, die tatsächlich am Menschen durchgeführt wurden.

Oxidatives Gleichgewicht

Oxidatives Gleichgewicht besteht, wenn die Produktion von freien Radikalen und die körpereigenen Schutzkapazitäten ausgewogen sind. Zellen und Gewebe sind dann vor schädlichen Einflüssen geschützt. Im gesunden Stoffwechsel kann immer wieder ein Gleichgewicht zwischen oxidativen und antioxidativen Prozessen eingestellt werden. Dieses Gleichgewicht gerät mitunter aus den Fugen, zum Beispiel bei starken Rauchern.

Astaxanthin gegen Stress in den Zellen

Als Nahrungsergänzung kann es:	• oxidativen Stress reduzieren[35] • die körpereigenen Antioxidationssysteme stimulieren
Tagesdosis in Milligramm:	2, 6, 8, 12 oder 20
Dauer bis Wirkungseintritt:	ab 3 bis 12 Wochen
Nachweis für die Wirksamkeit:	• Biomarker für oxidativen Stress • Biomarker des Antioxidationssystems • Immun-Parameter

Eine Raucherstudie

Forscher aus verschiedenen südkoreanischen Universitäten wollten wissen, wie sich Gaben von Haematococcus-Astaxanthin sowohl auf die Lipidperoxidation, also die Schädigung der Zellmembranfette durch freie Radikale bis hin zur Transformation in entartete Zellen, als auch auf die antioxidative Aktivität der Zellen und deren Stimulierung auswirkte.

Neben 39 Nichtrauchern nahmen 39 starke Raucher mit einem Konsum von über 20 Zigaretten täglich an dieser randomisierten (zufallsverteilten) Studie teil. Die Raucher wurden in drei Gruppen aufgeteilt, die über einen Zeitraum von drei Wochen täglich jeweils entweder 5 Milligramm, 20 Milligramm oder 40 Milligramm Astaxanthin erhielten. Ein Vergleich mit den Ausgangswerten von verschiedenen Biomarkern im Blutplasma erbrachte klare Verbesserungen (ein Biomarker ist ein Stoff, der Auskunft über einen biologischen Zustand gibt). Insbesondere die Isoprostan-Werte reduzierten sich umso deutlicher, je mehr die Astaxanthin-Gabe erhöht wurde, und sie sanken zum Schluss der Studie deutlich auf den Wert der Nichtraucher. Isoprostane zeigen das Ausmaß des oxidativen Schädigungsmechanismus an. Die Forscher werteten diese Reaktion als Antwort auf die Aktivität und die Entgiftungsmechanismen von Astaxanthin als Antioxidans.[36]

Das »bessere« Astaxanthin

In einem Vergleich, der die antioxidative Aktivität von synthetischem Astaxanthin aus Petrochemikalien mit dem von natürlichem Astaxanthin der Mikroalge *Haematococcus pluvialis* testete, kamen universitäre Forscher und Experten eines unabhängigen Forschungslabors zu folgendem Schluss:

In der Abschreckung von reaktiven Sauerstoffspezies (ROS) wie Singulett-Sauerstoff, einem starken Oxidationsmittel, war natürliches Astaxanthin 50-mal stärker als synthetisches Astaxanthin, und in der Beseitigung freier Radikale etwa 20-mal stärker. Wie alle Karotinoide ist Astaxanthin ein potentes Antioxidans, weil es imstande ist, den energiereichen Zustand der Singulett-Sauerstoff-Radikale zu absorbieren – so geht deren Energie verloren, ohne dass dabei Gewebe chemisch zerstört werden.[37]

Natürliches Astaxanthin kommt immer in veresterter Form vor, es ist also mit anderen antioxidativen Fettsäuren in Verbindung. Daher ist es stabiler und wirkt bioaktiver.[38] Die nicht-veresterte, freie Form von Astaxanthin ist wie bereits erwähnt extrem anfällig für Oxidation.

Zudem betonten die südkoreanischen Wissenschaftler, dass natürliches Astaxanthin seit über 15 Jahren als für den menschlichen Verzehr bestimmtes Nahrungsergänzungsmittel mit nachweislichen Gesundheitsvorteilen und erwiesener Sicherheit im Einsatz ist.[39]

Der Zeitpunkt macht's

Rauchen und auch die Essenszeiten haben einen deutlichen Einfluss auf die Bioverfügbarkeit von Astaxanthin. Als Messgröße gibt die Bioverfügbarkeit an, wie schnell und in welchem Umfang ein Stoff aufgenommen wird – im Fall von Astaxanthin über den Verdauungstrakt – und am Wirkort zur Verfügung steht.

Man weiß heute, dass eine Einmaldosis von 10 Milligramm Astaxanthin im Blutserum etwa 24 Stunden nachweisbar sind, 100 Milligramm bereits 76 Stunden.[40] Wird 1 Milligramm Astaxanthin täglich über einen Zeitraum von vier Wochen eingenommen, führt das ebenfalls zu einem Anstieg der Konzentration im Blutserum.[41]

Japanische Wissenschaftler stellten 2009 fest, dass eine einmalige Dosis Astaxanthin von 48 Milligramm unmittelbar nach einer Mahlzeit eingenommen besser absorbiert wurden als auf leeren Magen.[42] Dies hängt vermutlich damit zusammen, dass das Beisein von Fett den Ausstoß von Gallenflüssigkeit anregt. Eine ausreichende Menge von Gallenflüssigkeit wiederum regt die bessere Verteilung von Karotinoiden wie Astaxanthin im Verdauungstrakt an und trägt zu ihrer effektiveren Aufnahme bei.[43] Bei Studienteilnehmern, die nach dem Essen rauchten, war Astaxanthin im Vergleich zu den Nichtrauchern sogar 40 Prozent weniger bioverfügbar.[44]

Die Verringerung von oxidativem Stress

Oxidativer Stress entwickelt sich immer dann, wenn im Stoffwechsel ein Ungleichgewicht zwischen Antioxidantien und reaktiven Sauerstoffverbindungen wie den freien Radikalen (ROS) besteht. Die Konzentration der Radikale übersteigt die Fähigkeit des Organismus, sie abzubauen. Normalerweise kann sie der Körper mithilfe von Mineralien, Spurenelementen, Vitaminen, sekundären Pflanzenstoffen, essentiellen Fettsäuren und Aminosäuren neutralisieren. Sind diese Hilfsmittel nicht oder nur ungenügend vorhanden, ergibt sich ein Überschuss an ROS, der zu Zell- und Gewebeschäden führen kann.

Freie Radikale greifen aufgrund ihrer extremen Reaktionsfreudigkeit fast alle Strukturen des menschlichen Organismus an. Sie spielen eine zentrale Rolle bei krankhaften Veränderungen wie Fettleibigkeit, aber auch Alterung und vielen weiteren Krankheiten. Dazu zählen:

1. arteriosklerotische Prozesse, die eingeschränkte Durchblutung des Gehirns (Ischämie) oder eines Teils des Herzmuskels (Myokardischämie), Nierenversagen, Gelenkrheumatismus, chronisch entzündliche Darmerkrankungen (Morbus Crohn, Colitis ulcerosa), Frühgeborenen Retinopathie (ROP), Asthma, parkinsonsche Krankheit, Schwangerschaftsvergiftung (Präeklampsie) und weitere entzündliche Prozesse, aber auch

2. chronisch degenerative Erkrankungen. Zu den typischen Warnzeichen gehören Müdigkeit, Leistungsabfall und Erschöpfung, Energiemangel, eine gesteigerte Infektanfälligkeit, chronische Infektionen, Bluthochdruck und eine verschlechterte Wundheilung.[45]

Eine Studie mit dicken Patienten

Südkoreanische Forscher vom Forschungsinstitut für Pharmazeutische Wissenschaften der Staatlichen Universität Seoul gingen der Frage nach, ob sich Astaxanthin auf oxidativen Stress, der bei übergewichtigen und fettleibigen Erwachsenen vorlag, positiv auswirken könnte.[46]

Das Design der 2011 durchgeführten Studie war prospektiv (die Einteilung der Teilnehmer in die Versuchs- und Kontrollgruppe darf später nicht mehr verändert werden), randomisiert (zufallsverteilt) und doppelblind (der Versuchsleitung ist nicht bekannt, welche Teilnehmer zur Versuchs- oder zur Kontrollgruppe gehören) ausgelegt.

Wer einen Body-Mass-Index (BMI) von über 25 hat, gilt als übergewichtig, und so wurden 23 erwachsene Koreaner mit diesem Wert auf zwei Gruppen verteilt: Die erste erhielt täglich 5 Milligramm Astaxanthin und die zweite 20 Milligramm, jeweils über einen Zeitraum von drei Wochen.

Die Messungen der Konzentration von vier Biomarkern für oxidativen Stress fanden zu Beginn der Studie und dann ein, zwei und drei Wochen nach der Astaxanthin-Gabe statt. Dazu gehören

- das Enzym Superoxid-Dismutase (SOD), das für die Abwehr der so genannten Superoxide verantwortlich ist, den häufigsten und gefährlichsten freien Sauerstoffradikale.
- die gesamte antioxidative Aktivität (TAC) im Blutserum, mit deren Hilfe die produzierte antioxidative Reaktion gegen freie Radikale analysiert wird.
- das hochreaktive Molekül Malondialdehyd (MDA). Dieses Abbauprodukt von mehrfach ungesättigten Fettsäuren reichert sich auf sterbenden Zellen in der Leber an.
- die Oxidationsprodukte Ispoprostane (ISP), die die Zellmembran schädigen.

Als Ergebnis der dreiwöchigen Astaxanthin-Gabe konnten die Forscher festhalten, dass die Werte von MDA und ISP signifikant reduziert waren, die von SOD und TAC dagegen deutlich gestiegen. Astaxanthin verbesserte die Biomarker für oxidativen Stress, indem es die Lipidoxidation, den oxidativen Abbau von Fettsäuren, dämpft und gleichzeitig die Aktivität des antioxidativen Systems anregt. Dies ermöglicht es dem Körper, die

Bildung von freien Radikalen und reaktiven Sauerstoffverbindungen zu kontrollieren und gleichzeitig schon geschädigtes Gewebe zu reparieren.

Die Antwort auf die Frage, ob sich Astaxanthin positiv auf oxidativen Stress bei übergewichtigen und fettleibigen Erwachsenen auswirkt, lautete also »ja«.

Regulierung von Entzündungen

Entzündung ist eine erste Verteidigungs- und Heilungsreaktion des Körpers gegen Reize – er aktiviert sie, noch bevor eine Immunantwort ausgelöst wird. Die Bandbreite dieser Reize von innen oder außen reicht von Bakterien bis zu Verletzungen wie Sonnenbrand. In einem komplexen Prozess versucht die Entzündung, diese schädigenden Reize zu beseitigen und die Voraussetzungen für Reparaturvorgänge, sprich für Heilung, zu schaffen.

Als Zeichen einer Entzündung und der gestarteten Abwehrreaktion gelten Rötung, Schwellung, Hitze und Schmerzen. Mithilfe verschiedener Entzündungsparameter in einer Blutprobe lässt sich beurteilen, ob eine Entzündung vorliegt. Dazu gehören zum Beispiel die Blutsenkungsgeschwindigkeit und die Untersuchung auf Entzündungsmarker wie das CRP (C-reaktives Protein).

Astaxanthin und sein antientzündlicher Effekt

Als Nahrungsergänzung kann es:	• Entzündungen reduzieren • die Immunantwort verstärken
Tagesdosis in Milligramm:	2, 6, 8, 12 oder 20
Dauer bis Wirkungseintritt:	ab 3 bis 12 Wochen
Marker für die Wirksamkeit:	Entzündungswerte

Hilfe ohne Nebenwirkungen

Erkenntnisse aus klinischen Versuchen an Tieren und Menschen lassen darauf schließen, dass Astaxanthin Entzündungsmediatoren reguliert und Enzyme und Signalwege hemmt, die an der entzündlichen Reaktion beteiligt sind. Es unterbindet gleichzeitig die Entzündung und damit verbundene Schmerzen – ohne die negativen Nebenwirkungen von gängigen Schmerzmitteln wie Diclofenac oder Ibuprofen. Dies gilt auch für chronische Entzündungen, die typisch sind für Krankheitsbilder wie zum Beispiel rheumatoide Arthritis. Was chronische Entzündungen so gefährlich macht ist, dass sie wie ein Schwelbrand glimmen, eines Tages wieder aufflammen und schwere Krankheiten nach sich ziehen können.

In einer experimentellen Studie, die randomisiert, kontrolliert und doppelt verblindet angelegt war, wollten Forscher der Washington State University die Wirkweise von Astaxanthin auf das Immunsystem und den Entzündungsstatus an gesunden, jungen Frauen testen.[47] Dieses Studiendesign gilt als Goldstandard, da weder der Versuchsleiter noch die Studienteilnehmer wissen, wer zur Kontrollgruppe und wer zur Experimentalgruppe gehört. Die Experimentalgruppe erhält den Wirkstoff, die Kontrollgruppe das Scheinpräparat, das Placebo.

Acht Wochen lang erhielten 42 Probandinnen täglich eine Softgelkapsel mit 0, 2 oder 8 Milligramm Astaxanthin-Komplex – einer Mischung aus *Haematoccuccus-Astaxanthin* und einem geringen Anteil (knapp 15 Prozent) weiterer Karotinoide wie Lutein und Beta-Karotin.

Bereits nach vier Wochen zeigte die 2-Milligrammgabe Astaxanthin eine Wirkung. Sie reduzierte entzündungsbedingte Schäden der DNA in den Zellen, was sich am Biomarker *8-OHdG* im Blutplasma ablesen ließ, der DNA-Schäden anzeigt. Je niedriger dessen Konzentration, desto geringer die Schäden: Er war um etwa ein Drittel reduziert. Gleichzeitig erbrachte die 2-Milligrammgabe im Blutplasma geringere Konzentrationen von CRP (C-reaktives Protein). Dieses Eiweiß ist Teil des Immunsystems und bei Entzündungen im Körper vermehrt im Blut vorhanden.

Insgesamt, so folgerten die Forscher, steigerten bereits 2 Milligramm Astaxanthin die Immunantwort und reduzierten Entzündungsmarker. Die dafür nötige Menge lässt sich problemlos über die Nahrung erreichen. Eine Portion von 200 Gramm Wildlachs wäre dazu geeignet, sie enthält zwischen 1 und 7 Milligramm Astaxanthin.

Herz und Stoffwechsel

Herz-Kreislauf-Erkrankungen sind die Nummer eins der Todesursachen. 2015, so schätzt die Weltgesundheitsorganisation WHO, starben daran 17,7 Millionen Menschen – rund 31 Prozent aller Todesfälle weltweit. 7,4 Millionen dieser Personen starben an der Koronaren Herzkrankheit, beispielsweise mit einem Verschluss eines oder mehrerer Herzkranzgefäße, die durch Risikofaktoren wie Bluthochdruck, Rauchen, Hyperlipoproteinämie (wenn Cholesterin, Triglyceride und Lipoproteine im Blut erhöht sind), Diabetes, Übergewicht oder Bewegungsmangel verursacht wird.[48] 6,7 Millionen dieser Personen starben nach einem Schlaganfall.[49]

Zusätzlich zu den erwiesenen Vorzügen von Astaxanthin durch seine starke entzündungshemmende und oxidativen Stress verhindernde Aktivität, zeigten Studien, dass Astaxanthin höchstwahrscheinlich auch das Fortschreiten von Arteriosklerose verlangsamen kann.

Astaxanthin erhöht die Werte des HDL-Cholesterins vorausgesetzt, dass auch die LDL-Werte niedrig sind. Hohe HDL-Werte schützen vor fetthaltigen Ablagerungen an den Blutgefäßwänden (Arteriosklerose). Astaxanthin senkt die Werte des LDL-Cholesterins, verhindert die Entstehung freier Radikale und verbessert die Sauerstoffkapazität in den Zellen. Zunehmend wird deutlich, dass Astaxanthin durch sein Potential zur Verbesserung von oxidativem Stress und Entzündung, von Lipid- und Glukosestoffwechsel, vorbeugend gegen arteriosklerotische Herz-Kreislauf-Erkrankungen wirken kann.[50]

Astaxanthin für die Herz-Kreislauf-Gesundheit

Als Nahrungsergänzung kann es:	• Lipidprofile verbessern[51] • Blutfluss in den Kapillaren verbessern[52]
Tagesdosis in Milligramm:	4, 8, 12 oder 18
Dauer bis Wirkungseintritt:	ab 4 bis 48 Wochen
Nachweis für die Wirksamkeit:	• Stoffwechselprofil • Blutflussgeschwindigkeit

Risikofaktoren LDL-Cholesterin und Triglyzeride

HDL, LDL und Triglyzeride sind fettähnliche Substanzen, die im gesamten Organismus wichtige Aufgaben erfüllen und lebenswichtig für den Menschen sind. Sie werden über die Nahrung aufgenommen oder vom Körper selbst produziert. Sind die Blutfettwerte von LDL, VLDL und Triglyzeriden zu hoch, werden sie zu Risikofaktoren für Arteriosklerose und letztlich für einen Schlaganfall oder Herzinfarkt.

HDL-Cholesterin (High Density Lipoprotein) nimmt beispielweise überschüssiges Cholesterin, das sich in den Arterienwänden abgelagert hat, auf und transportiert es zur Leber. Auf diese Weise kann es die frühen Vorstufen einer Arteriosklerose wieder rückgängig machen.

LDL-Cholesterin (Low Density Lipoprotein) besteht zu etwa 50 Prozent aus Cholesterin und entsteht beim Abbau des VLDL (Very Low Density Lipoprotein). Ist mehr LDL-Cholesterin im Blut als die Zellen benötigen, wird dieser Überschuss von den Fresszellen, den Makrophagen, aufgenommen und in den Arterienwänden abgelagert. Dies ist der Beginn der Arteriosklerose.

Die Triglyzeride werden von VLDL (Very Low Density Lipoprotein) zu allen Körperzellen transportiert, um dort wichtige Funktionen wie den Aufbau der Zellmembran oder die Herstellung von Hormonen zu erfüllen. Auf diese Weise wird aber auch Cholesterin aus der Leber in die Blutbahn transportiert. Für die Triglyzeride gilt, dass sie bereits durch die Aufnahme von zu vielen Nahrungsfetten erhöht werden können. Besonders gesättigte Fettsäuren wie tierisches Fett in Wurst, Käse und fettem Fleisch sowie Kohlenhydrate in Zucker, Süßwaren, Weißmehl, die vom Körper schnell abgebaut werden, wirken sich ungünstig auf den Triglyzerid-Wert aus.

Fast immer ist es ein ungesunder Lebensstil, der für die Erhöhung der Triglyzeride, des VLDLs und des LDLs sorgt und einer Erniedrigung des HDL.

Die Auswirkung auf die Blutfettwerte

2010 führten japanische Mediziner die erste randomisierte, Placebo-kontrollierte Studie am Menschen durch, die zeigen sollte, wie sich der Verzehr von Astaxanthin auf die Blutfettwerte auswirkt.[53]

61 Probanden zwischen 25 und 60 Jahren nahmen an der Studie teil. Sie waren nicht fettleibig, nicht an Diabetes oder Bluthochdruck erkrankt, hatten aber leicht erhöhte Triglyzerid-

Werte. Nüchtern betrug ihr Triglyzerid-Wert im Blutserum 120 bis 200 Milligramm pro Deziliter.

Sie wurden nach dem Zufallsprinzip in verschiedene Gruppen unterteilt, die 0, 6, 12 oder 18 Milligramm Astaxanthin am Tag einnahmen. Nach einem Zeitraum von 12 Wochen war bei allen Teilnehmern der Body Mass Index (BMI) und das LDL-Cholesterin zwar unverändert, jedoch kamen mehrere Vergleichsuntersuchungen zu folgendem Ergebnis:

- 12 und 18 Milligramm Astaxanthin am Tag reduzierten die Triglyzeride signifikant,
- 6 und 12 Milligramm Astaxanthin am Tag erhöhten das HDL-Cholesterin signifikant,
- 12 und 18 Milligramm Astaxanthin am Tag erhöhten den Adiponektin-Spiegel im Blutserum. Dieser Wert steht in direkter Beziehung zum Ausmaß einer Verkalkung der Herzkranzgefäße: Je höher er ist, desto geringer ist die Schädigung.

Verbesserte Mikrozirkulation

Wirkt sich Astaxanthin auf die Fließfähigkeit des Blutes aus? Kann es die Durchblutung der kleinsten Gefäße verbessern? Diesen Fragen wollten japanische Wissenschaftler in Zusammenarbeit mit Forschern des Astaxanthin-Produzenten Fuji Chemical Industries im Jahr 2008 auf den Grund gehen. Das Experiment war als Einfachblindstudie angelegt – die Versuchspersonen wussten nicht, ob sie wirksame Substanzen oder ein Placebo erhielten, der Versuchsleiter jedoch schon.[54]

Einer Gruppe von Männern über 60 Jahren wurde Blut entnommen, das man mit sanftem Druck durch Mikrokanäle bewegte. Diese waren sehr dünn (etwa sieben Millionstel eines Meters), um das Volumen einer Kapillare möglichst exakt nachzubilden. Anschließend wurden aus der Gruppe 20 Teilnehmer ausgewählt, deren Blut zum Durchfluss durch die Kapillarröhrchen eine Durchgangszeit von 45 bis 70 Sekunden pro 100 Mikroliter benötigte.

Die Probanden sollten nun jeden Tag über einen Zeitraum von zehn Tagen immer nach dem Abendessen jeweils zwei Kapseln einnehmen. Bei 10 Männern enthielten die Kapseln kein Astaxanthin, bei den übrigen 10 waren pro Kapsel 3 Milligramm enthalten. Sie nahmen also am Tag 6 Milligramm ein. Die Blutwerte wurden vor Beginn der Einnahmeperiode und nach den zehn Tagen untersucht und es zeigte sich, dass die Astaxanthin-Gruppe eine signifikant schnellere Durchgangszeit vorweisen konnte als die Placebo-Gruppe. Die Forscher schlossen daraus, dass Astaxanthin möglicherweise die Mikrozirkulation, die sich in den feinsten Verästelungen der Blutgefäße vollzieht, verbessern kann. Ein vielversprechender Beitrag zur kardiovaskulären Vorbeugung.

Die Effekte bei Typ-2-Diabetes

2017 untersuchten Wissenschaftler der Universität in Ahvaz, Iran, erstmals den Effekt von Astaxanthin auf das sogenannte Lipidprofil, also die Gesamtheit der Fette und fettähnlichen Substanzen an Patienten mit Typ-2-Diabetes.

Sie betrachteten die Auswirkungen auf den Adiponektin-Spiegel, auf die Oxidation von Lipiden (Lipidoxidation), auf den Blutzucker, auf Insulinsensitivität und anthropometrische Maße wie Hautfaltendicke oder BMI.[55]

44 Teilnehmer zwischen 30 und 60 Jahren wurden ausgewählt, die zwar an Typ-2-Diabetes litten, ansonsten jedoch gesund waren und sich nicht in einer Insulin-Behandlung befanden.

Nach dem Zufallsprinzip sollten die Teilnehmer täglich 8 Milligramm Astaxanthin von *Haematocuccus pluvialis* oder ein Placebo einnehmen. Dies jeweils nach dem Mittagessen, um die optimale Aufnahme von Astaxanthin zu gewährleisten. Während der Studie durften die Probanden keine Algen, Hefe, wilden Alaska Rotlachs, Forelle, Shrimp oder Krill zu sich nehmen, um die zugeführte Astaxanthin-Menge nicht zu verfälschen.

Als Ergebnis konnte man nach acht Wochen Einnahme festhalten: Die Adiponektin-Konzentration war gestiegen, die Blutzuckerkonzentration war signifikant abgeschwächt, das Viszeralfett (das ist das Fett in der freien Bauchhöhle) hatte abgenommen und auch die Triglyceridwerte im Blutserum und die Konzentration von VLDL-Cholesterin waren reduziert.

Gesunde Augen, gutes Sehen

Schon seit Jahren ist die Wirkung von Astaxanthin für die Augengesundheit Gegenstand der Forschung. In den letzten

15 Jahren hat sich Japan diesbezüglich als Vorreiter hervorgetan und kann zahlreiche wissenschaftliche Ergebnisse zu seiner positiven Wirkung vorweisen. Hier geht es neben den Hauptaspekten Ermüdung der Augen und deren Akkommodation, zum Beispiel auch um eine gesteigerte Durchblutung in den Netzhautgefäßen, um den Schutz der Sehzellen (Fotorezeptoren), um die Prävention altersbedingter Makuladegeneration oder schmerzende und trockene Augen.

Astaxanthin für die Gesundheit der Augen

Als Nahrungsergänzung kann es:	• anhaltend Schärfe und Klarheit im Sehen verbessern • die Nah- und Ferneinstellungsfähigkeit der Augen steigern
Tagesdosis in Milligramm:	4, 5, 6 oder 12
Dauer bis Wirkungseintritt:	ab 4 Wochen
Nachweis für die Wirksamkeit:	• Messwerte der Akkommodationskraft • Berechnung der Akkommodationsbreite und des Akkommodationstempos • Antworten bei Fragebogenerhebung zu subjektiven Beschwerden

Eine Studie mit gesunden Teilnehmern

Selbst bei gesunden Menschen wirkt sich Astaxanthin positiv auf die Sehfunktion aus: Das ist das Studienergebnis einer Analyse und Bewertung des Effekts bei 49 Freiwilligen über 40 Jahren. Die in vier Gruppen unterteilten Probanden nahmen täglich 0 Milligramm, 2 Milligramm, 4 Milligramm oder 12 Milligramm Astaxanthin ein. Nach 28 Tagen gab es bei der 4 und 12 Milligramm Gruppe signifikante Ergebnisse: Der Fernvisus, das ist die Sehschärfe ab einer Entfernung von einem Meter, war deutlich verbessert. Auch die Akkommodation, das ist die Zeit, in der sich das Auge durch die Veränderung der Linsenkrümmung dynamisch auf Nähe und Ferne einstellt, war in dieser Gruppe deutlich verkürzt.[56]

Asthenopie – die Überbeanspruchung der Augen

Der Begriff Asthenopie stammt aus dem Griechischen und bedeutet Augenmüdigkeit. Sie kann organischer Natur sein aufgrund von trockenem Auge oder Reizung der Hornhaut oder funktioneller Natur durch Augenmuskelstörungen bei Einstellung und Akkommodation. Speziell der exzessive Einsatz digitaler Geräte und deren Displays stresst die Augen, weshalb die Astheopie immer häufiger auch als »Computer Vision Syndrom« bezeichnet wird. Zur Augenbelastung, Empfindlichkeit gegenüber Blendung, geröteten Augen, Nacken- und Schulterproblemen können Stimmungsschwankungen, Gereiztheit, Burn-out bis hin zum Nachlassen der geistigen Leistungsfähigkeit kommen.

Wer jeden Tag sehr viel liest, am Bildschirm arbeitet oder lange Autofahrten unternimmt, kennt das Problem: müde Augen, die manchmal auch schmerzen oder sogar brennen. Der Grund ist die Überlastung. Für das Auge ist es nämlich sehr anstrengend, dauerhaft scharf zu stellen, sei dies auf ein Buch oder auf den nahen Bildschirm. Wird die Asthenopie nicht behandelt, kommt es zu Symptomen wie Schultersteife, Kopfschmerzen oder Schwindel bis hin zur Kurzsichtigkeit.[57]

Eine Studie mit Büroangestellten

Die erste Studie, die sich mit der Rolle von Astaxanthin zur Unterstützung der menschlichen Augengesundheit befasste, wurde als randomisiert, doppelt verblindet und Placebo-kontrolliert angelegt. Dieses Studiendesign gilt als die beste Grundlage für den empirischen Nachweis der Wirksamkeit. Japanische Wissenschaftler der Abteilung für Ophthalmologie an der Universität von Toyama testeten zusammen mit Mitarbeitern von Fuji Chemical Industries, einem führenden Astaxanthin-Produzenten (siehe Seite 69), Astaxanthin an japanischen Büroangestellten zwischen 38 und 53 Jahren. Sie arbeiteten an fünf Tagen in der Woche jeweils vier Stunden ausschließlich am Bildschirm.

Die 13 Personen der Astaxanthin-Gruppe nahmen einmal täglich eine 5-Milligramm-Kapsel ein, jeweils 30 Minuten vor dem Abendessen. Die andere erhielt ein Scheinpräparat. Nach vier Wochen ergaben die Messungen des Augenmuskels in der Astaxanthin-Gruppe: Die Flexibilität hatte sich sowohl im Vergleich zu den Ausgangswerten, die zu Beginn der Studie gemessen wurden, als auch zu den Werten der Placebo-Gruppe deutlich verbessert.[58]

2005[59] und 2006[60] ergänzten zwei weitere japanische Studien, dass Astaxanthin-Gaben bei Probanden die Übermüdung der Augen nicht nur nachträglich linderten, sondern sogar als Prävention vor starken visuellen Reizen wirken konnten.

Presbyopie – die Altersweitsichtigkeit

Wird bei der morgendlichen Zeitungslektüre allmählich der Arm zu kurz, sodass die Schrift nicht mehr deutlich zu lesen ist, dann bedeutet das meistens, dass die Naheinstellungsfähigkeit der Augen verloren geht. Diese degenerativ bedingte Akkommodationsstörung des Auges wird als *Presbyopie* bezeichnet und steht für Altersweitsichtigkeit oder einfach Alterssichtigkeit. Sie ist keine Krankheit, sondern gehört zum ganz normalen Alterungsprozess der Augenlinse. Sie beginnt zwischen dem 40. und 50. Lebensjahr und ist mit dem 65. Lebensjahr abgeschlossen. Beim jungen Menschen ist die Augenlinse weich und flexibel. Sie kann leicht ihre Form ändern und das Auge auf Objekte in der Nähe und der Ferne scharf stellen. Ab dem 50. Lebensjahr verliert die Augenlinse ihre Elastizität und das Auge kann sich immer schlechter auf Objekte in der Nähe einstellen.

Eine Studie an Männern mit gestressten Augen

Kann sich Astaxanthin auf die Naheinstellungsfähigkeit der Linse auswirken? Dieser Frage wollten japanische Wissenschaftler in einer nicht verblindeten Studie auf den Grund gehen. Bei diesem Vorgehen ist die Behandlung für alle Beteiligten (Prüfarzt und Patienten) offengelegt.

An 22 männlichen Studienteilnehmern zwischen 45 und 65 Jahren wurde zunächst die sogenannte *Miosis*, die beidseitige Engstellung der Pupillen bei Lichteinfall oder bei der Nahfixation, gemessen. Außerdem füllten sie einen Fragebogen zu ihren subjektiven Beschwerden wie dumpfer Kopfschmerz oder tränende Augen aus. Danach nahmen sie über einen Zeitraum von vier Wochen nach dem Abendessen ein Astaxanthin-Präparat mit 6 Milligramm Astaxanthin ein.

Nach dem Testzeitraum wurden sowohl erneute Messungen der Miosis durchgeführt als auch erneut die subjektive Wahrnehmung bestimmter Symptome in einem Fragebogen abgefragt. Die Messungen ergaben eine wesentlich verbesserte Naheinstellungsfähigkeit und über die Hälfte (60 Prozent) der Teilnehmer konnte eine deutliche Verbesserung folgender, zuvor berichteter Begleitsymptome feststellen:

- kann nahe Objekte nicht mehr klar sehen,
- Überanstrengung der Augen,
- verschwommenes Sehen,
- Verspannungen im Schulterbereich und im unteren Rücken.

Die Wissenschaftler schlossen aus diesen Ergebnissen, dass Astaxanthin die Muskeln, die als »Aufhängeapparat« der Linse dienen und für deren Weit- und Engstellung verantwortlich sind, aktiviert und eine bessere Durchblutung herbeigeführt hatte.[61]

Makuladegeneration – die Reduktion des Sehvermögens

Die altersbedingte Makuladegeneration oder kurz AMD ist eine Erkrankung der Netzhaut (Retina). Dort ist die Region des schärfsten Sehens, die Makula, der etwa zehn Quadratmillimeter große gelbe Fleck (*Macula lutea*), geschädigt. Sie tritt im höheren Lebensalter auf, Erkrankte können nicht mehr scharf sehen. Man kann die Krankheit, die in einer feuchten und einer trockenen Verlaufsform auftritt und mittlerweile als die häufigste Ursache schwerer Sehbehinderung bei Menschen über 60 Jahren gilt, nicht heilen, sondern nur aufhalten.

Eine Studie mit italienischen Senioren

In der Makula ist die Konzentration von Karotinoiden wie den Xanthophyllen Lutein oder Zeaxanthin 1000-mal größer als im Blut.[62] Ausgehend von der Tatsache, dass Xanthophylle antioxidativ wirken und die Netzhaut vor lichtbedingtem oxidativen Stress schützen, indem sie schädliche reaktive Sauerstoffverbindungen (ROS) abbauen, stellten italienische Forscher die Hypothese auf, dass eine höhere Aufnahme von Antioxidantien möglicherweise AMD verhindern kann.

Über einen Zeitraum von zwei Jahren wollte diese »Carmis Study Group« ihre Hypothese überprüfen und konzipierte eine große Studie als multi-center, prospektiv, open-label und randomisiert. Als Multi-Center-Studie wird die Studie in mehreren klinischen Zentren von unterschiedlichen Untersuchern durchgeführt. Sie ist prospektiv, weil vor dem Beginn der Studie eine Hypothese festgelegt wurde. Bei einer Open-label-Studie sind sowohl die Probanden als auch der Prüfarzt über den verabreichten Wirkstoff in Kenntnis gesetzt. Randomisiert ist die Studie deshalb, weil die Probanden zufällig der Experimental- oder der Kontrollgruppe zugeordnet werden.

Insgesamt nahmen 145 Patienten im Durchschnittsalter von 75 Jahren an der Studie teil, die an der trockenen Form der AMD erkrankt waren. Die Experimentalgruppe mit 102 Probanden erhielt täglich das Nahrungsergänzungsmittel Azyr Sifi zusammengesetzt aus Vitamin C (180 Milligramm), Vitamin E (30 Milligramm), Zink (22,5 Milligramm), Kupfer (1 Milligramm), Lutein (10 Milligramm), Zeaxanthin (1 Milligramm) und Astaxanthin (4 Milligramm). Die Kontrollgruppe mit 43 Probanden erhielt kein Nahrungsergänzungsmittel.

Das Ergebnis nach 24 Monaten war: In der Experimentalgruppe konnte eine relevante Stabilisierung und Verbesserung in den Bereichen Sehschärfe, Kontrastempfindlichkeit und Sehfähigkeit festgestellt werden.[63]

Jugendliche und gesunde Haut

Der Prozess der Hautalterung ist zum einen genetisch programmiert. Die entscheidenden Veränderungen passieren in der Lederhaut, der *Dermis*. Sie liegt unter der äußersten Hautschicht *Epidermis* und besteht hauptsächlich aus Bindegewebszellen, den sogenannten Fibroblasten, und aus Bindegewebsfasern, aus Kollagen und Elastin. Die Hautalterung steht in direktem Bezug zum Abbau von extrazellulärer Matrix (ECM) in den äußersten Hautschichten der Epidermis und Dermis. Die ECM ist der Teil des Gewebes, das zwischen den Zellen liegt, sie geflechtartig umgibt und zum Beispiel grundlegend wichtig für die Verankerung der Zellen und der Formkonsistenz der Gewebe ist.

Der Prozess der Hautalterung ist zum anderen Umwelteinflüssen auf die Haut geschuldet. Dazu gehören in erster Linie UV-Strahlung (sei es beim Sonnenbaden am Strand oder im Solarium), Rauchen, Alkohol und ungünstige Wetterbedingungen mit heißer, kalter oder trockener Luft.[64]

Astaxanthin für schöne Haut von innen heraus

Als Nahrungsergänzung kann es:	• Pigmentflecken, Faltenbildung und Kollagenabbau reduzieren • Elastizität und Feuchtigkeitsgehalt steigern • vor UV-bedingten Hautschäden schützen • ein jugendliches Aussehen erhalten
Tagesdosis in Milligramm:	2, 4 oder 6
Dauer bis Wirkungseintritt:	ab 8 bis 12 Wochen
Nachweis für die Wirksamkeit:	• Patch-Test (Hauttest) • Sichtkontrolle und Bewertung von Altersflecken • Analyse des Faltenbildes

Astaxanthin zur Verjüngung der Haut

Eine Hauptrolle in der Hautalterung spielt oxidativer Stress. Dies gilt sowohl für die *intrinsische* (von innen kommende) Hautalterung, die eine Folge des Ablaufens der biologischen Uhr ist, als auch vermehrt für die *extrinsische* (von außen bedingte) Hautalterung als Folge von UV-Bestrahlung. Tatsächlich ist die Haut das Organ mit der stärksten Belastung durch freie Radikale.[65]

Astaxanthin gehört zu den vielseitigsten und stärksten pflanzlichen Antioxidantien und ist in der Lage, hautschädigende freie Radikale abzufangen, denen die Haut Falten, Runzeln oder Altersflecken verdankt.

Wie die Einnahme von Nahrungsergänzungsmitteln, die Antioxidantien enthalten, den oxidativen Stress in der Haut abschwächen kann, wollten russische und englische Wissenschaftler wissen. Zu diesem Zweck wurden Partikel von Abschuppungen der oberen Hautschicht, die sich aus Hornzellen, Bakterien und hauteigenen Lipiden zusammensetzten, auf altersbedingte Veränderungen hin analysiert. Die Forschungsarbeiten wurden durch Lyotech gefördert, einem Biotech-Unternehmen in Cambridge (UK).[66]

31 gesunde Freiwillige im Alter von über 40 Jahren nahmen an der Studie teil. Zu Beginn wurden zur Messung von oxidierten Stoffwechselprodukten Proben von Abschuppungspartikeln genommen und auch Blut, um die darin enthaltene Konzentration von Malondialdehyd (MDA) (siehe Seite 35) festzustellen, einem Biomarker zur Beurteilung von oxidativem Stress.

Nach 29 Tagen, an denen täglich 4 Milligramm Astaxanthin eingenommen wurden, war die Tendenz zu einer jugendlicher wirkenden Haut klar ersichtlich:

- Die Menge der Malondialdehyde war deutlich reduziert.
- Die Stoffwechselprodukte in den Abschuppungspartikeln waren deutlich reduziert.
- Die Größe der hauteigenen Lipide hatte zugenommen.

Astaxanthin zum Schutz vor UV-Strahlung

UV-Strahlung beschleunigt Abbauprozesse und verursacht eine Anhäufung von Struktur- und Funktionsverlusten, sodass die Haut nicht nur biologisch, sondern optisch mit Faltenbildung altert.

Je nach Wellenlänge wirkt UV-Strahlung unterschiedlich. So produzieren die UVA- und UVB-Anteile Hautschäden. UVA-Strahlung sorgt für die sogenannte Fotoalterung, die Lichtalterung. Sie dringt tief in die Dermis ein und schädigt dort die Kollagenfasern, die für die Elastizität der Haut verantwortlich sind. Sie belasten die Haut das ganze Jahr, sie dringen durch Wolken und Glasscheiben. Künstliche Sonnenstrahlen, wie in Solarien, enthalten meist nur UVA-Licht.

UVB-Strahlung dagegen ist kurzwelliger, energiereicher und kann weniger tief wie die UVA-Strahlung eindringen. Sie gilt als der Hauptverursacher von Faltenbildung und Melaninproduktion, die zur Hautpigmentierung führt.

Eine Studie aus dem Jahr 2012 stellte fest, dass Astaxanthin einen prophylaktischen Nutzen für die Jugendlichkeit der Haut bietet. Zunächst experimentierten die Forscher des japanischen Astaxathin-Produzenten AstaReal (einem Tochterunternehmen von Fuji Chemical Industries) *in vitro* an menschlichen Zellkulturen: Sie wollten die Reaktion von Keratinozyten (die Zellen, die die äußerste Schicht der Haut bilden) und Fibroblasten untersuchen, die mit Astaxanthin behandelt und dann UVB-Strahlung ausgesetzt wurden. Die positiven Erkenntnisse aus den In-vitro-Versuchen zeigten, dass Astaxanthin imstande war, die Produktion entzündlicher Stoffe in den Hautzellen nach UVB-Bestrahlung zu blockieren.

Im nächsten Schritt bestätigte man diese Ergebnisse in einer klinischen Studie, die vier Monate dauerte. 59 Probandinnen zwischen 35 und 60 Jahren wurden in drei Gruppen unterteilt. Gruppe eins nahm täglich ein Placebo ein, Gruppe zwei 6 Milligramm Astaxanthin, Gruppe drei 12 Milligramm Astaxanthin.

Mithilfe von Hightech-Hautanalysegeräten wurden zu Beginn, nach acht Wochen und nach 16 Wochen Größen wie Faltentiefe, Feuchtigkeitsgehalt der Haut oder Hautelastizität gemessen.

Durch wechselnde Umweltbedingungen wird die Barrierefunktion der Haut angegriffen und die Haut trocknet aus. Um nun ein möglichst breites Spektrum an Umwelteinflüssen zu nutzen, fand die Studie daher von August bis Dezember statt: Der starken UV-Strahlung des Sommers folgte die Abnahme der Luftfeuchtigkeit in den Herbst- und Wintermonaten.

Als Ergebnis hielten die Wissenschaftler fest: Während sich Feuchtigkeitsgehalt der Haut und Faltentiefe bei den Astaxanthin-Gruppen kaum veränderten, waren diese Vergleichsgrößen in der Placebo-Gruppe wesentlich verschlechtert. Daraus schloss man, dass die Langzeiteinnahme einer Astaxanthin-Nahrungsergänzung durch ihren antientzündlichen Effekt vorbeugend gegen vorzeitige Alterung der Haut, die allmählich durch Umwelteinflüsse zustande kommt, wirken kann.[67]

Mehr als Kosmetik

Astaxanthin verteilt sich zwar in den verschiedenen Organen des Körpers, dennoch sammelt sich ein beträchtlicher Teil in der Haut. Hier verbreitet es sich in sämtlichen Schichten – in Epidermis, Dermis und Subkutis (die Unterhaut, auf der Epidermis und Dermis aufliegen).

An der Hautoberfläche, der *Stratum corneum* genannten obersten Hornschicht der Epidermis, wirkt Astaxanthin gegen Trockenheit und Rauigkeit. In der Epidermis dämpft es die Überproduktion und Oxidation von Melanin und verhindert damit eine Überpigmentierung. In der darunterliegenden Dermis, der kollagenfaserreichen Lederhaut, bekämpft Astaxanthin Linien und Falten. Es steigert die Aktivität der Fibroblasten und Kollagenzellen und führt so zu einer »Reparatur« von UV-bedingten Schäden. In der Unterhaut verbessert Astaxanthin die Versorgung der Hautgewebe mit Nährstoffen.

Power für das Gehirn

Natürliches Astaxanthin verringert Oxidation, zum Beispiel die von roten Blutkörperchen, und stärkt die antioxidativen Kräfte des Körpers. Es fördert die Durchblutung bis in die kleinsten Blutgefäße, den Kapillaren. Dadurch kann es vor vaskulären Demenzen schützen, bei denen es in Folge von

Durchblutungsstörungen im Gehirn zu einem Absterben von Nervenzellen kommt. Astaxanthin sorgt für die Gesundheit des Endothels, der innersten Zellschicht von Blut- und Lymphgefäßen und damit hilft es, Arteriosklerosen, Thrombosen und letztlich Schlaganfälle zu verhindern.

Astaxanthin für Gehirn und kognitive Leistungen

Als Nahrungsergänzung kann es:	• antioxidatives Potenzial des Blutes steigern • Blutfluss in den Kapillaren verbessern
Tagesdosis in Milligramm:	6 oder 12
Dauer bis Wirkungseintritt:	ab 4 bis 12 Wochen
Nachweis für die Wirksamkeit:	• kognitive Tests

Steigerung kognitiver Funktionen

Altern ist ein komplexes Phänomen: Die Wissenschaft charakterisiert es als fortschreitende Abnahme der Körperfunktionen bei gleichzeitigem Anstieg der Sterblichkeit, wiederum von Erkrankungen begleitet.

Aus der Vielzahl der Theorien zum Thema Alterungsprozesse bietet bislang noch keine den sicheren wissenschaftlichen Beweis. Eine mögliche Antwort auf die Frage nach den Gründen könnte in den Mitochondrien zu finden sein. Man nimmt an, dass durch ihre Fehlfunktionen die Reparaturmechanismen der Zellen immer weniger effektiv sind und freie Radikale ihre schädliche Wirkung stärker entfalten können, was letztlich auch zur Degeneration des Gehirns führt.[68]

Das menschliche Gehirn kann leicht durch die Tätigkeit von freien Radikalen und dem so erzeugten oxidativen Stress geschädigt werden: Das kann zu neurodegenerativen Erkrankungen führen, die mit dem Untergang von Nervenzellen einhergehen, wie beispielsweise das Parkinson-Syndrom oder die Alzheimer-Krankheit.

Die Schädigung kann sich im Alterungsprozess aber auch durch die Abnahme der kognitiven Leistung bemerkbar machen. Dazu gehören Wahrnehmen, Erkennen, Erinnern und Denken.[69] Allgemein geht man davon aus, dass ab dem 50. Lebensjahr die im Gehirn natürlich vorkommenden antioxidativen Enzyme zunehmend ihre Wirkung verlieren.

Eine Studie mit vergesslichen Menschen

Astaxanthin durchdringt dank seiner spezifischen Molekülstruktur die Doppelmembran der Mitochondrien und schützt dort vor oxidativen Schäden. Kann es deshalb auch eine altersbedingte Vergesslichkeit verbessern? Dies war die Frage, die sich 2012 japanische Wissenschaftler stellten. 46 Männer und 50 Frauen wurden zu einer Studie eingeladen, die über 12 Wochen randomisiert, doppelt verblindet und Placebo-kontrolliert durchgeführt werden sollte. Die Teilnehmer waren gesund, zwischen 45 und 64 Jahren alt und klagten über Vergesslichkeit.

Man teilte sie in drei Gruppen: Die höchste Dosisgruppe nahm nach dem Frühstück eine Kapsel mit 12 Milligramm Astaxanthin am Tag ein. Die niedere Dosisgruppe 6 Milligramm Astaxanthin und die Placebo-Gruppe ein Schein-Präparat.

Neben körperlichen Untersuchungen wurden auch computergestützte Gedächtnistests ausgeführt: der *CogHealth-Test* und der *Groton Maze Learning Test* (GMLT) – zum Studienbeginn und danach jeweils alle vier Wochen. Der CogHealth-Test für Gedächtnis und Denkfähigkeit misst Reaktionszeit, Aufmerksamkeit, Exekutivfunktionen, Arbeitsgedächtnis und Lernen. Mithilfe des GMLT lassen sich feinste Veränderungen in den Exekutivfunktionen im Gehirn feststellen. So zum Beispiel die richtige Ausführung von Handlungen.[70]

Das Ergebnis der Studie war, dass Astaxanthin Gedächtnis, Multitasking und Aufmerksamkeit verbessert. So hatten sich die behandelten Probanden im Vergleich zu den Anfangstests deutlich gesteigert. Die Hoch- und Niedrigdosisgruppen machten im GMLT weniger Fehler. Die Hochdosisgruppe zeigte außerdem kürzere Reaktionszeiten im CogHealth-Test.

Leistungsstarke Muskeln

Bei intensivem Sport ist der Stoffwechsel erhöht. Durch den erhöhten Stoffwechsel entstehen schädliche reaktive Sauerstoffverbindungen (ROS) und freie Radikale. Auf diese Weise ergibt sich ein Ungleichgewicht im natürlichen antioxidativen System des Körpers und letztendlich oxidativer Stress. Er kann Schaden in den Proteinen, Lipiden und der DNA in den Muskelzellen auslösen. Typische Symptome sind zum

Beispiel Muskelermüdung, Muskelschmerzen und die Aktivierung von entzündungsfördernden Signalwegen, die zu einer herabgesetzten Leistungsfähigkeit der Muskeln führen.

Neben Regenerationsmaßnahmen wie Cool-down-Programmen mit Lockerungs- und Dehnungsübungen, Massagen oder Ausgleich des Flüssigkeits- und Energiedefizits können Substanzen wie Mikronährstoffe oder Antioxidantien wie Astaxanthin die Regeneration fördern.

Astaxanthin für leistungsstarke Muskeln

Als Nahrungsergänzung kann es:	• Muskelermüdung reduzieren • vor trainingsbedingter Produktion freier Radikale schützen • Laktatbildung hemmen
Tagesdosis in Milligramm:	4 oder 5
Dauer bis Wirkungseintritt:	ab 4 bis 12 Wochen
Nachweis für die Wirksamkeit:	• Ausdauertests • Blutbild (Laktatspiegel) • Biomarker für oxidativen Stress

Reduzieren von Laktat und Ermüdung

Japanische Sportstudenten nahmen an einer der ersten Studien teil, die den Effekt von Astaxanthin im Sport untersuchte.[71] Welchen optimierenden Einfluss konnte Astaxanthin haben? Die Studie untersuchte in einem Experiment die Muskelermüdung nach einem 1200-Meter-Lauf. 16 Leichtathletikstudenten wurden dazu in zwei gleich große Gruppen aufgeteilt, die über vier Wochen eine Kapsel mit 5 Milligramm Astaxanthin am Tag einnahmen beziehungsweise in der Kontrollgruppe ein Placebo – an Trainingstagen zusammen mit Wasser, an trainingsfreien Tagen vor dem Mittagessen.

Am Ende der Studie stand fest, dass Astaxanthin den Laktatspiegel (Milchsäureanteil) in den Muskeln niedrig hält und so bei körperlicher Belastung zu einer geringeren Ermüdung verhilft.

Oxidativer Stress der Muskulatur

Freie Radikale können die Muskeln beschädigen und ihre Fähigkeit zur Kontraktion reduzieren. Reaktive Sauerstoffspezies (ROS) rufen kleinste Entzündungen im Muskel hervor. Diese minimalen Entzündungen führen dazu, dass die Muskeln nach dem Sport ermüden und schmerzen. Inzwischen ist gesichert, dass es durch ungewohnte Belastungen auch zu Muskelfaserrissen und Zerstörung von Zellmembranen (Zellwände) kommen kann.

2012 befassten sich Wissenschaftler der Universität Belgrad mit den Auswirkungen von Astaxanthin auf Muskelschädigung und auf Biomarker für oxidativen Stress.[72] 32 Spitzenfußballer wurden in Experimental- und Kontrollgruppe aufgeteilt. Sie waren zwischen 17 und 18 Jahren, gehörten zum Fußballklub Partizan, Belgrad, und trainierten alle durchschnittlich 10 bis 15 Stunden pro Woche. Die Experimentalgruppe erhielt 4 Milligramm Astaxanthin, die Kontrollgruppe Saccharose-Kapseln (Rohrzucker). Zu Beginn und am Ende der Studie wurden zum Beispiel die antioxidative Enzymaktivität, oxidative Stressparameter und Marker für Muskelschäden im Blutserum gemessen.

Nach 90 Tagen kamen die Forscher zu dem Fazit, dass Fußball und Fußballtraining zu einer übermäßigen Produktion freier Radikale führt, die den Mechanismus des antioxidativen Systems des Körpers stören. Eine Nahrungsergänzung mit Supplementation von Astaxanthin ist in der Lage, die durch Training verursachte Produktion freier Radikale zu verhindern, sowie den Abbau des antioxidativen Schutzsystems.

Für mehr Ausdauer

Astaxanthin kann Sportler in Training und Wettkampf unterstützen, so zeigte eine kleine klinische Studie 2011 den positiven Effekt auf die Muskelleistung.

14 Amateur-Radrennfahrer zwischen 18 und 39 Jahren absolvierten einen 20-Kilometer-Test bei maximaler Belastung, nachdem sie zuvor eine zweistündige Aufwärmfahrt unternommen hatten. Diesen Test führten US-amerikanische Wissenschaftler jeweils vor und nach 28-tägiger Supplementierung mit 4 Milligramm Astaxanthin oder einem Placebo durch. Die Resultate zeigten danach eine Verbesserung in der Astaxanthin-Gruppe, die um 121 Sekunden schneller war als die Kontrollgruppe.[73]

Perspektiven aus dem Labor

Astaxanthin ist ein starkes Antioxidans – das ist wissenschaftlich gesichert. Sicher ist auch, dass es im ganzen Körper wirken kann: Dieser natürliche Farbstoff ist ein effizienter Schutz vor Strahlung und Entzündung. Er fördert die Gesundheit von Haut, Auge, Gehirn und Herz. Doch dies scheint noch nicht das ganze Spektrum zu sein. Weltweit sind Forscher dabei, weitere Möglichkeiten auszuloten. Nachfolgend ein Kurzüberblick zu Forschungsansätzen an Modellen oder im Tierversuch aus dem Jahr 2017.

Asthma

Eine Untersuchung befasste sich mit der hemmenden Wirkung von Astaxanthin auf Atemwegsentzündungen. Astaxanthin zeigte im Mausmodell bei einer Gabe von 50 Milligramm pro Kilogramm Lebendgewicht an fünf Tagen einen schützenden Effekt auf die Atemwege bei Asthma.[74]

Atopische Dermatitis (Neurodermitis)

Im Zell- sowie im Mausmodell wurde durch Phthalsäureanhydrid – einem klassischen Wohngift – Neurodermitis ausgelöst. Das Auftragen von Astaxanthin (0,001 oder 0,002 Milligramm pro Quadratzentimeter Haut) verhinderte sowohl die übermäßige Verhornung der Haut als auch die Bildung entzündungsfördernder Mastzellen und die Einwanderung von Entzündungszellen.[75]

Chemobrain

Als Chemobrain wird in der medizinischen Alltagssprache die kognitive Beeinträchtigung von Krebspatienten bezeichnet, die 15 bis 80 Prozent der Patienten als Folgekrankheit erleiden.

Im Rattenmodell konnte eine tägliche Astaxanthin-Gabe von 25 Milligramm pro Kilogramm Lebendgewicht vor oxidativen und entzündlichen Vorgängen schützen, die durch Doxorubicin, einem Arzneistoff in der Chemotherapie, ausgelöst wurden und zu Gedächtnisverlust führen.[76]

Knochenverlust

Als Alveolarknochen bezeichnet man den Teil des Kieferknochens, der die Zähne umgibt und die Zahnwurzeln in den Zahnfächern trägt.

Im Rattenmodell litten die Labortiere an Parodontose. Durch Astaxanthin-Gaben von 1 und 5 Milligramm pro Kilogramm Lebendgewicht konnte gezeigt werden, dass bestehende Entzündungen gehemmt und auch die knochenaufbauenden Zellen, die Osteoblasten, im Kiefer aktiviert wurden.[77]

Magenentzündungen

Die Infektion mit *Helicobacter pylori*, einem Bakterium auf der menschlichen Magenschleimhaut, ist ein bedeutender Risikofaktor für Entzündungen, Geschwüre und Krebs im Magen- und Darmbereich.

In einer Übersichtsarbeit kamen koreanische Wissenschaftler zu den Ergebnissen: Der Verzehr von astaxanthin- und beta-karotinreicher Nahrung wirkt vorbeugend gegen Magenentzündungen, die von *Helicobacter pylori* ausgelöst wurden. Sie dient auch zur Behandlung von Magenerkrankungen.[78]

Prostatakrebs

Im Mausmodell konnte für eine fortgeschrittene Form des Prostatakrebses nachgewiesen werden, dass eine tägliche Gabe von 100 Milligramm Astaxanthin pro Kilogramm Lebendgewicht das Tumorwachstum signifikant reduzierte.[79]

Astaxanthin als Nahrungsergänzungsmittel

Die Nachfrage nach Astaxanthin als Nahrungsergänzungsmittel wächst und wächst. Theoretisch kann Astaxanthin überall kommerziell produziert werden – heute gibt es Algenfarmen in der Wüste, an der Pazifikküste oder auch in der schwedischen Provinz: Klimaunabhängige Fotobioreaktoren und Indoor-Zuchtteiche machen es möglich. Die größte Herausforderung für die Hersteller besteht darin, eine Produktion mit kontinuierlicher und zuverlässiger Qualität zu gewährleisten, mit hoher biologischer Sicherheit und einer permanenten Prozesskontrolle zum Beispiel von Temperatur, pH-Wert oder Wachstumsmedium.

Weltweite Herstellung

Ihre vielfältigen und essenziellen Aufgaben in der Pflanzenwelt, aber auch ihre positiven Effekte auf die menschliche Gesundheit erklären, weshalb Karotinoide als (färbende) Zusatzstoffe in Lebensmitteln, Kosmetika, Vitaminpräparaten, Gesundheitsnahrung oder als Futtermittelzusatz für Geflügel, Nutztiere, Fisch und Krustentiere verwendet werden.

Nach aktuellen Schätzungen wird sich der weltweite Marktwert aller kommerziell genutzten Karotinoide im Jahr 2025 auf rund 1,74 Milliarden US-Dollar belaufen.[80] Dabei stehen Beta-Karotin und die Xanthophylle Astaxanthin und Lutein im Fokus. Sie werden in einer komplexen Chemosynthese von Produzenten wie BASF oder Hoffmann-La Roche gewonnen. Die Schätzungen, die sich ausschließlich auf Astaxanthin beziehen, erwarten bis 2025 sogar einen weltweiten Marktwert von 2,57 Milliarden US-Dollar.[81]

Obwohl das durch einen komplizierten Prozess aus Erdöl hergestellte synthetische Astaxanthin zurzeit dominiert, hat das Interesse an diesem Pigment aus natürlichen Quellen signifikant zugenommen: Natürliches Astaxanthin aus der *Haematococus-pluvialis*-Alge besitzt eine deutlich höhere antioxidative Kapazität als das künstliche.[82] Der Marktpreis für ein Kilogramm reines Natur-Astaxanthin betrug 2015 bis zu 15 000 US-Dollar.[83]

Die Astaxanthin-Produktion im industriellen Maßstab findet heute vor allem in amerikanischen, israelischen und asiatischen Produktionsanlagen statt. Zu den führenden Herstellern weltweit gehören Algatechnologies Ltd., Israel, die Cyanotech Corporation, Hawaii, USA und Fuji Chemical Industries Co., Ltd, mit Niederlassungen in Japan, Schweden und den USA.[84] Ihnen hat die amerikanische Arzneimittel-Zulassungsbehörde FDA (*United States Food and Drug Administration*) den sogenannten »GRAS-Status« erteilt und bestätigt damit die Unbedenklichkeit des Astaxanthin-Produkts als Lebensmittelzusatzstoff.

Produzent Algatechnologies Ltd., Israel

Das israelische Unternehmen wurde 1998 gegründet und hat seinen Sitz in der Arava-Wüste.[85]

Die Alge *Haematoccocus pluvialis* für das Produkt »AstaPure® Natural Astaxanthin« wird in einem System kultiviert, das für ein extrem reines Produkt geschlossene Fotobioreaktoren verwendet. Diese Spezialröhren aus hitzebeständigem Borosilikatglas ergeben einen geschlossenen Kreislauf von rund 500 Kilometern Länge und werden automatisch gesteuert. Geschlossene Systeme haben den Vorteil, dass sie Verschmutzung mit Fremdkörpern, Rückständen aus der Landwirtschaft oder Mikroorganismen ausschließen.

Die geerntete Algenmasse wird zentrifugiert, danach durch Druckfiltration in Algenöl (Oleoresin) und Algen-Expeller (Pressrückstände) getrennt. Im Algenöl Oleoresin sind natürlicherweise weitere wertvolle Karotinoide, Aminosäuren und Fettsäuren enthalten.

Die Expeller werden gemahlen und das entstandene Pulver durch Sprühtrocknung entfeuchtet. Nun wird das Astaxanthin herausgelöst. Um empfindliche Stoffe bei größter Schonung der beteiligten Materialien voneinander zu trennen, verwendet man Hochdruckextraktion (SFE für *Supercritical Fluid Extraction*) mit CO_2 (Kohlendioxid). Der Vorteil dieser Extraktionstechnologie ist, dass sowohl der Extrakt als auch die zurückbleibende Biomasse frei von gesundheitsschädlichen Lösungsmitteln ist. Das extrahierte Produkt kann direkt weiterverarbeitet und dem Markt als Nahrungsergänzungsmittel zur Verfügung gestellt werden.

Zu den AstaPure®-Produkten gehören Oleoresin, Pulver, Emulsion, Weichkapseln und Nahrungsergänzungsmittel.

Produzent Cyanotech Corporation, USA

Das US-amerikanische Unternehmen wurde 1984 gegründet und hat seinen Sitz an der Pazifikküste des Distrikts Kona auf Hawaii.[86]

Die Alge *Haematoccocus pluvialis* für »BioAstin®« wird in einer Systemkombination von geschlossenen Fotobioreaktoren und offenen Zuchtteichen kultiviert.[87] Zusammen mit den Anbaubecken für die dort ebenfalls kultivierte Mikroalge *Spirulina platensis* erstreckt sich die Algenfarm dabei über fast einen halben Quadratkilometer.

Zunächst werden Impfkulturen behutsam mit Sauerstoff, Kohlendioxid und Nährstoffen in geschlossenen Fotobioreaktoren mit einem Fassungsvermögen von 0,25 bis 20 Litern gezüchtet. Dabei sind die Wachstumsbedingungen möglichst günstig durch sorgfältige automatisierte Kontrolle verschiedener Variablen wie pH-Wert, Temperatur oder Nährstoffgehalt.

Sobald ausreichend vegetative Zellen gewachsen sind, wandern diese in geschlossene, säulenförmige Fotobioreaktoren mit 400 bis 30 000 Litern Fassungsvermögen. Nun folgt ein kurzer »Rötungszyklus« von fünf bis sieben Tagen, der in offenen 500 000-Litern-Zuchtteichen durchgeführt wird.

Jetzt setzt man die Süßwasseralge Umgebungs- und Nährstoffstress aus, zum Beispiel durch die Mischung mit Salzwasser und der starken Steigerung von Licht und Temperatur. Nach zwei bis drei Tagen geht der *Haematococcus* in seine Dauerform über: Als Haematocyste produziert er einen Gehalt von 1,5 bis drei Prozent Astaxanthin und ist nun reif für die Ernte. Die roten *Haematococcus–pluvialis*-Algen werden jetzt aus den Außenbecken herausgeleitet. Nach Zentrifugierung und Trocknung werden die Zellwände der Alge in einem Mahlvorgang aufgebrochen und das Astaxanthin mit Hochdruckextraktion SFE herausgelöst. Die genauen Verfahrenstechniken sind natürlich ein Firmengeheimnis.

Zu den BioAstin®-Produkten gehören Astaxanthin-Extrakt, Pulver, Weichkapseln und Nahrungsergänzungsmittel. BioAstin® ist halal-zertifiziert, somit für Muslime zum Verzehr geeignet.

Produzent Fuji Chemical Industries Co., Ltd, Japan, Schweden, USA

Das japanische Unternehmen mit seiner Zentrale in Toyama auf Honshū, der Hauptinsel Japans, wurde 1946 gegründet und produziert neben Arzneimitteln, pharmazeutischen Wirk- und Hilfsstoffen auch natürliches Astaxanthin »AstaReal®«.[88]

Ein bedeutendes Tochterunternehmen von Fuji Chemical Industries ist die AstaReal AB aus Gustavsberg, Schweden, ein Pionier in der Astaxanthin-Herstellung. Hier wurde Anfang der

1990er-Jahre zum ersten Mal natürliches Astaxanthin kommerziell produziert und 1995 Astaxin entwickelt – das erste Nahrungsergänzungsmittel mit Astaxanthin für den Menschen.

Auch hier beginnt die Kultivierung im Kleinen. Im Labor werden unter sterilen Bedingungen Kulturen gezüchtet. Ideale Wachstumsbedingungen mit Licht und wichtigen Nährstoffen folgen und führen zur grünen Phasen mit einer starken Algenvervielfachung. Sobald die Kultur ihre optimale Dichte erreicht hat, wird sie in Fotobioreaktoren aus Edelstahl geleitet. Hier wird die rote Phase der Astaxanthin-Produktion eingeleitet. Es folgen Ernte, Aufbrechen und Trocknung, die zum Endprodukt führen: ein tiefrotes Pulver mit einem hohen Anteil an Astaxanthin.

Zu den AstaReal®-Produkten gehören Oleoresin, wasser- und fettlösliche Pulver für die Verwendung in Nahrungsergänzungsmitteln, Lebensmitteln und Kosmetika. AstaReal® ist mehrfach zertifiziert: ISO, HACCP (für: *Hazard Analysis and Critical Control Points*, ein Konzept zur Gewährleistung unbedenklicher Lebensmittel), halal und kosher (was den strengen jüdischen Speisegesetzen entspricht).

Ein sicheres Produkt

Astaxanthin kommt normalerweise nicht in nennenswerten Mengen in der menschlichen Nahrung vor – es sei denn, man würde täglich viel Lachs, Krabben, Hummer oder Shrimps verzehren. Um eine Menge von 4 Milligramm Astaxanthin zu erhalten, müsste man beispielsweise fast ein ganzes Kilo vom Atlantischen Lachs (*Salmo salar*), der die geringste Astaxanthin-Konzentration besitzt, essen oder 100 Gramm vom Rotlachs (*Oncorhynchus nerka*).[89] Beide Lachsarten stammen dabei wohlgemerkt aus Wildfang.

Wie steht es mit dem Status von Astaxanthin, das als Zusatz verwendet wird? In der EU ist Astaxanthin als Lebensmittelfarbstoff mit der E-Nummer E161j zugelassen. Präparate mit dem Wirkstoff Astaxanthin unterliegen keinen arzneimittelrechtlichen Bestimmungen und können als Nahrungsergänzungsmittel frei verkauft werden.

Die Europäische Behörde für Lebensmittelsicherheit EFSA empfiehlt die Einnahme einer Astaxanthin-Menge, die sich nach dieser Formel berechnet: 0,034 Milligramm Astaxanthin pro Kilogramm Körpergewicht am Tag.[90] Eine Person von 65 Kilogramm kann demnach 2,21 Milligramm Astaxanthin täglich einnehmen. Klinische Studien am Menschen haben ohne negative Auswirkungen orale Astaxanthin-Gaben zwischen vier Milligramm und 100 Milligramm pro Tag verwendet.[91]

Die amerikanische Arzneimittel-Zulassungsbehörde FDA hat Astaxanthin als Lebensmittelfarbe (oder Farbzusatzstoff) für die spezielle Anwendung in Fischfuttermitteln genehmigt. 2010 hat sie Astaxanthin, wie bereits erwähnt, den GRAS-Status als Lebensmittelzusatzstoff vergeben. Dieser Status bescheinigt die Unbedenklichkeit, wenn durchschnittlich weniger als 5,4 Milligramm pro Kilogramm Körpergewicht und Tag konsumiert werden.[92]

Ein Vergleich: Astaxanthin-Kapseln

PRODUKT (ANGABEN LAUT HERSTELLER)	ASTAXANTHIN IN MG PRO DOSIS	DOSIS PRO TAG
ZeinPharma® Astaxanthin vegetarische Softgelkapseln	4 Zanthin®	1 Kapsel unzerkaut mit viel stillem Wasser
Pure Encapsulations® Astaxanthin	4 (Ohne Angabe)	3 Kapseln unzerkaut
Greenleaves™ Vitamins Astamax Softgelkapseln	6 AstaReal®	1-2 Kapsel unzerkaut zum Essen
Doctor's Best® Astaxanthin vegetarische Softgelkapseln	6 AstaPure®	1 Kapsel unzerkaut nach dem Essen
BioAstin® Supreme vegetarische Softgelkapseln	12 BioAstin®	1-2 Kapsel unzerkaut zum Essen

PACKUNG/ KAPSELN/	UVP €	WEITERE INHALTSSTOFFE
90	29,95	Olivenöl, Kapselhülle (vegetarisch): Glycerin, modifizierte Maisstärke, Carrageen, und gereinigtes Wasser, O2B™ Peroxidblocker (natürliche Tocopherole und Gewürzextrakte)
60	49,90	Olivenöl, Gelatine, Glycerin
60	30,80	Sonnenblumenöl, Rindergelatine, Ascorbinsäure, Bienenwachs, Glycerin, gereinigtes Wasser, D-alpha-Tocopherol, Sonnenblumenlecithin
90	38,56	Natives Olivenöl extra, vegetarisches Weichgel (modifizierte Stärke, Glycerin, Carrageen, gereinigtes Wasser)
60	39,90	Natives Olivenöl extra, nicht gentechnisch veränderte Maisstärke, Algen, Glycerin (pflanzlich), Sorbitol, gereinigtes Wasser, hoch ölsäurereiches Distel und/oder Sonnenblumenöl, natürliche Tocopherole

Astaxanthin kann als Nahrungsergänzungsmittel bei vielen der zuvor beschriebenen Krankheiten als begleitende Maßnahme zur schulmedizinischen Behandlung eingesetzt werden. Über eine Anwendung bei schweren Erkrankungen oder über die langfristige Einnahme sollten Sie auf jeden Fall erst mit einem Arzt sprechen.

Noch Fragen?

Das Naturprodukt Astaxanthin wird wegen seiner gesundheitsfördernden Wirkung auf den Menschen als Nahrungsergänzungsmittel verkauft. Abschließend einige offene Fragen und ihre Antworten:

- *Wie wirkt Astaxanthin allgemein gegen Alterung?*

Hauptaspekte sind das Ausschalten der freien Radikale und die Reduzierung von Oxidations- und Entzündungsprozessen. In Kombination mit gesunder Ernährung und Lebensweise und körperlicher Aktivität kann eine Zwölf-Wochen-Kur mit der Einnahme von 15 Milligramm Astaxanthin am Tag die Marker für Alterungserscheinungen positiv beeinflussen: Die Haut wirkt elastischer, man fühlt sich leistungsfähiger, die Augen sind besser durchblutet, um nur einige Beispiele zu nennen.

- *Wann wirkt Astaxanthin als Sonnenschutz von innen?*

Anders als gängige Sonnenschutzmittel ist Astaxanthin nicht durch Wasser abwaschbar und wird auch nicht durch anstrengenden Sport von der Haut ausgeschwitzt. Da es sich aber erst mit der Zeit in der Haut anreichert und dann vor der UV-Strahlung schützen kann, muss man frühzeitig mit der Einnahme beginnen. Eine Astaxanthin-Gabe von 4 Milligramm pro Tag führt nach vier Wochen zum Hautschutz.

Hat Astaxanthin einen Einfluss auf Spermien?

Aufgrund seiner hervorragenden Abschreckung von reaktiven Sauerstoffspezies (ROS) wie Singulett-Sauerstoff, wählten 2005 Forscher der Genter Universitätsklinik Astaxanthin aus, um männliche Unfruchtbarkeit, die seit mehr als zwölf Monaten bestand, zu heilen. Eine Astaxanthin-Gabe von 16 Milligramm pro Tag führte nach drei Monaten zu einem Anstieg der Schwangerschaften in der behandelten Patientengruppe. Die Forscher schlossen daraus, dass die Oxidationsaktivität in den Spermien erfolgreich reduziert werden konnte und sich außerdem die Beweglichkeit und Geschwindigkeit der Spermien verbessert hatte. Um diese Ergebnisse zu untermauern, müssten jedoch weitere Studien durchgeführt werden.

Wie nimmt man eine Astaxanthin-Nahrungsmittelergänzung am besten ein?

Damit das fettlösliche Astaxanthin gut absorbiert wird, nimmt man es zusammen mit einer Mahlzeit ein – idealerweise mit ungesättigten Fettsäuren wie aus Oliven- oder Rapsöl.

Was ist der Unterschied zwischen Wildlachs und Wildwasserlachs?

Astaxanthinreicher Wildlachs wird in freier Natur gefischt. Wildwasserlachs stammt dagegen aus großen Fischfarmen, auf denen die Fische in fließendem Wasser aufwachsen. Lachs, der nicht deutlich als »Wildlachs« beziehungsweise »mit natürlichem Farbstoff« gekennzeichnet ist, wurde aller Wahrscheinlichkeiten nach mit synthetischem Astaxanthin gefüttert.

- *Welche Kennnummern stehen für Astaxanthin als Futtermittelzusatzstoff für Zuchttiere?*

Das Referenzlabor der Europäischen Union für Futtermittelzusatzstoffe nennt beispielsweise:

- Kennnummer 2a161j für den Zusatzstoff Astaxanthin (durch chemische Synthese gewonnen) für Fisch und Krebstiere,
- Kennnummer 2a(ii) 165 für den Zusatzstoff Astaxanthin-Dimethyldisuccinat für Lachse und Forellen,
- Kennnummer 2a(ii) 167 für den an roten Carotinoiden reichen Zusatzstoff *Paracoccus carotinifaciens* für Lachse und Forellen.

- *Ist Astaxanthin auch für Haustiere nützlich?*

Hund, Katzen und Pferde können ebenfalls von der antioxidativen Kraft profitieren. Klinische Studien konnten eine Verbesserung in Immunantwort und Ausdauer nachweisen, aber ebenso eine verbesserte Augengesundheit, besseren Schlaf, einen verbesserten Allgemeinzustand und glänzenderes Fell beobachten. Durchschnittlich wurden dabei 5 Milligramm Astaxanthin am Tag verabreicht.

Zum Schluss: gute Gründe für Astaxanthin

Studienbeispiele aus Grundlagen- und klinischer Forschung zur Wirkung von Astaxanthin, wie Sie im Kapitel »Das Potential für Gesundheit und Wohlbefinden« lesen konnten, zeigen: Astaxanthin ist sicher und wirkt.

Um aussagekräftige Ergebnisse zu erzielen, müssen künftig noch umfangreichere Studien mit größeren Fallzahlen durchgeführt werden. In der Forschung ist also noch viel zu tun, um die medizinischen Möglichkeiten von Astaxanthin in Gänze auszuloten, doch die Ansätze in diesem Bereich klingen auf jeden Fall sehr vielversprechend:

1. Astaxanthin schützt die Zellen.

2. Astaxanthin hilft beim Abbau von Entzündung und Schmerz.

3. Astaxanthin unterstützt die Augengesundheit.

4. Astaxanthin sorgt für schöne Haut und Sonnenschutz.

5. Astaxanthin hält fit.

Als Naturstoff ist Astaxanthin ein Antioxidans erster Klasse. Es wirkt im ganzen Körper und verzögert den Alterungsprozess. Wer bekäme da nicht Lust, die erstaunlichen Effekte von Astaxanthin für sich selbst zu entdecken!

Übersicht verwendeter Quellen

1 Amat, Juan/ Rendón, Miguel (2017): *Flamingo coloration and its significance.* In: Flamingos: Behavior, Biology, and Relationship with Humans. New York, S. 77–95.

2 Finlay, Victoria (2009): *Rot.* In: Das Geheimnis der Farben. Berlin, S. 157-230.

3 Wiedemann, Diana et al. (2015): *Red clothing increases perceived dominance, aggression and anger.* Biology Letters 11(5), o. S. https://www.ncbi.nlm.nih.gov/pmc/articles/PMC4455742/ (Stand 19.01.2018).

4 Gieré, Reto (2015): *Blutregen und die Suche nach einer wissenschaftlichen Erklärung.* In: Franziska C. Eickhoff (Hrsg.): Wissen – Epistemologische Überlegungen aus verschiedenen Disziplinen. Freiburg, S. 77–110.

5 Gieré, Reto (2015): a. a. O.

6 Ross, John (1819): *A Voyage of Discovery.* London, S. 138. https://ia800307.us.archive.org/24/items/voyageofdiscover00ross/voyageofdiscover00ross.pdf (Stand 19.01.2018).

7 Nemnich, P. A. (1820): *Entdeckungsreise unter den Befehlen der britischen Admiralität mit den königlichen Schiffen Isabella und Alexander.* Leipzig, S. 75.

8 Guiry, M.D. (2017): Protococcus C. Agardh, 1824 (Lexikoneintrag) http://www.algaebase.org/search/genus/detail/?genus_id=Xae4856e50bd83397 (Stand 19.01.2018).

9 Asada, Koji (2003): *Three billion years of oxygen and plants (1).* Active oxygen biology of plants. Kagaku to Seibutsu 41(4), S. 254–262.

10 Contreras, Rosalia et al. (2015): *Identification of Microalgae Producers of Commercially Important Compounds.* In: Se-Kwon Kim / Katarzyna Chojnacka (Hrsg.): Marine Algae Extracts. Weinheim, S. 41–58.

11 Shah, Mahfuzur R. et al. (2016): *Astaxanthin-Producing Green Microalga Haematococcus pluvialis: From Single Cell to High Value Commercial Products.* Frontiers in Plant Science 7(531), S. 1–28. https://www.ncbi.nlm.nih.gov/pmc/articles/PMC4848535/ (Stand 19.01.2018).

12 Fernández-Lozano, Javier et al. (2015): *Revealing the presence of Haematococcus pluvialis (Flotow, 1844) in Zamora province (Haematococcaceae).* Boletín de la Real Sociedad Española de Historia Natural Sección Biológica 109, S. 103–109.

13 Zechmeister, Harald / Grabherr, Georg (1998): *Erfassung der Flora des Wiener Stephansdomes.* Verhandlungen der Zoologisch-Botanischen Gesellschaft in Österreich 135, S. 323–342. https://www.zobodat.at/stable/pdf/VZBG_135_0323-0342.pdf (Stand 19.01.2018)

14 Shah, Mahfuzur R. et al. (2016): a. a. O.

15 Shah, Mahfuzur R. et al. (2016): a. a. O.

16 Von Flotow, J. (1842): *Über Haematococcus pluvialis.* Verhandlungen der kaiserlichen leopoldinisch-carolinischen Akademie der Naturforscher 12(2), S. 416.

17 Von Flotow, J. (1842): a. a. O., S. 417.

18 Hazen, Tracy Elliot (1899): *The Life History of Sphaerella lacustris (Haematococcus pluvialis).* Memoirs of the Torrey Botanical Club 6 (3), S. 211–246. https://www.biodiversitylibrary.org/item/175921#page/11/mode/1up (Stand 19.01.2018).

19 Karrer, Paul / Jucker, E. (1948): *Carotinoide.* Basel, S. 233–234.

20 Sausserde, Rudite / Kampuss, Kaspars (2014): *Composition of Carotenoids in Calendula (Calendula Officinalis L.) Flowers.* FOODBALT Mai, S. 13–18. http://llufb.llu.lv/conference/foodbalt/2014/FoodBalt_Proceedings_2014-13-18.pdf (Stand 19.01.2018).

21 Grewe, Claudia (2009): Untersuchungen zur Astaxanthin-Biosynthese in den Grünalgen *Scenedesmus* sp. und *Haematococcus pluvialis*. Halle (Saale), S. 2. https://d-nb.info/1024859827/34 (Stand 19.01.2018).

22 O. A. (2017): *Astaxanthin*. National Center for Biotechnology Information https://pubchem.ncbi.nlm.nih.gov/compound/5281224 (Stand 19.01.2018).

23 Burgerstein, Uli P. et al (2012): *Handbuch Nährstoffe: Vorbeugen und heilen durch ausgewogene Ernährung*. Stuttgart, S. 298.

24 Zhang, Zhong-Wei et al. (2016): *Mitochondrion-Permeable Antioxidants to Treat ROS-Burst-Mediated Acute Diseases*. Oxidative Medicine and Cellular Longevity 01, S. 1–10. https://www.ncbi.nlm.nih.gov/pmc/articles/PMC4663357/ (Stand 19.01.2018).

25 Lu, Chi-Cheng / Yen, Gow-Chin (2015): *Antioxidative and anti-inflammatory activity of functional foods*. Current Opinion in Food Science 2, S. 1–8. https://nutriliving-images.s3.amazonaws.com/documents/pdf/214.pdf (Stand 06.01.2018).

26 Miki, Wataru (1991): *Biological functions and activities of animal carotenoids*. Pure and Applied Chemistry 63(1), S. 141.

27 Miki, Wataru (1991): a. a. O.

28 Zhang, Zhong-Wei et al. (2016): a. a. O.

29 García-de Blas, Esther et al. (2016): *Specific carotenoid pigments in the diet and a bit of oxidative stress in the recipe for producing red carotenoid-based signals*. PeerJ September 1, o. S. https://peerj.com/articles/2237.pdf (Stand 06.01.2018).

30 Satoh, Akira et al. (2010): *The Innovation of Technology for Microalgae Cultivation and Its Application in Functional Foods and the Nutraceutical Industry*. In: D. Bagchi/ F.C. Lau/ Dilip K. Gosh (Hrsg.): Biotechnology in Functional Foods and Nutraceuticals. New York, S. 313–329.

31 Satoh, Akira et al. (2010): a. a. O.

32 Grewe, Claudia (2009): a. a. O.

33 Cunningham, Francis X., Jr. / Gantt, Elisabeth (2011): *Elucidation of the Pathway to Astaxanthin in the Flowers of Adonis aestivalis.* The Plant Cell 23, S. 3055–3069. http://www.plantcell.org/content/plantcell/23/8/3055.full.pdf (Stand 19.01.2018).

34 Gassel, Sören (2014): *Herstellung eines Phaffia rhodozyma-Stamms mit verstärkter Astaxanthin-Synthese über gezielte genetische Modifikation chemisch mutagenisierter Stämme.* Frankfurt, S. 31. http://publikationen.ub.uni-frankfurt.de/frontdoor/index/index/docId/29573 (Stand 19.01.2018).

35 Iwabayashi, Masaaki et al. (2009): *Efficacy and safety of eight-week treatment with astaxanthin in individuals screened for increased oxidative stress burden.* Anti-Aging Medicine 6(4), S. 15–21. https://www.jstage.jst.go.jp/article/jaam/6/4/6_4_15/_pdf (Stand 19.01.2018).

36 Kim, Ji-Hae et al. (2011): *Protective Effects of Haematococcus Astaxanthin on Oxidative Stress in Healthy Smokers.* Journal of Medicinal Food 14, S. 1469–1475.

37 Guedes, Ana Catarina et al. (2011): *Microalgae as Sources of Carotenoids.* Marine Drugs 9, S. 625–644. https://www.ncbi.nlm.nih.gov/pmc/articles/PMC3124977/ (Stand 19.01.2018).

38 Zhou, Qingxin et al. (2015): The Effect of Various Antioxidants on the Degradation of O/W Microemulsions Containing Esterified Astaxanthins from *Haematococcus pluvialis.* Journal of Oleo Science 64(5), S. 515–525. https://www.jstage.jst.go.jp/article/jos/64/5/64_ess14264/_pdf/-char/en (Stand 19.01.2018).

39 Capelli, Bob et al. (2013): *Synthetic astaxanthin is significantly inferior to algal-based astaxanthin as an antioxidant and may not be suitable as a human nutraceutical supplement.* Nutrafoods 12(4), S. 145–152.

40 Coral-Hinostroza, N. et al. (2004): *Plasma appearance of unesterified astaxanthin geometrical E/Z and optical R/S isomers in men given single doses of a mixture of optical 3 and 3 ' R/S isomers of astaxanthin fatty acyl diesters.* Comparative biochemistry and physiology. Toxicology & pharmacology 139, S. 99–110.

41 Miyazawa, Taiki et al. (2011): *Plasma Carotenoid Concentrations before and after Supplementation with Astaxanthin in Middle-Aged and Senior Subjects*. Bioscience, biotechnology, and biochemistry 75, S. 1856–1858.

42 Okada, Yumika et al. (2009): *Bioavailability of Astaxanthin in Haematococcus Algal Extract: The Effects of Timing of Diet and Smoking Habits*. Bioscience, biotechnology, and biochemistry 73, S. 1928–1932.

43 Okada, Yumika et al. (2009): a.a.O.

44 Okada, Yumika et al. (2009): a.a.O.

45 Gammone, Alessandra et al. (2015): *Marine Carotenoids against Oxidative Stress: Effects on Human Health*. Marine Drugs 13. S. 6226–6246. https://www.ncbi.nlm.nih.gov/pmc/articles/PMC4626686/ (Stand 06.01.2018).

46 Choi, Hye duck et al. (2011): *Effects of Astaxanthin on Oxidative Stress in Overweight and Obese Adults*. Phytotherapy research 25, S. 1813–1818.

47 Soon, Park Jean et al. (2010): *Astaxanthin decreased oxidative stress and inflammation and enhanced immune response in humans*. Nutrition & Metabolism 7(18), S. 1–10.

48 Keikawus, Arastéh et al. (2013): *Innere Medizin*. Stuttgart, S. 58.

49 O. A. (2017): *Cardiovascular diseases (CVDs)*. http://www.who.int/mediacentre/factsheets/fs317/en/ (Stand 19.01.2018).

50 Kishimoto, Yoshimi et al. (2016): *Potential Anti-Atherosclerotic Properties of Astaxanthin*. Marine Drugs 14(35), S. 1–13. https://www.ncbi.nlm.nih.gov/pmc/articles/PMC4771988/ (Stand 19.01.2018).

51 Yoshida, Hiroshi et al. (2009): *Administration of natural astaxanthin increases serum HDL-cholesterol and adiponectin in subjects with mild hyperlipidemia*. Atherosclerosis 209, S. 520–523.

52 Miyawaki, Hiromi et al. (2008): *Effects of Astaxanthin on Human Blood Rheology*. Journal of clinical biochemistry and nutri-

tion 43, S. 69–74. https://www.ncbi.nlm.nih.gov/pmc/articles/PMC2533721/ (Stand 19.01.2018).

53 Yoshida, Hiroshi et al. (2009): a. a. O.

54 Miyawaki, Hiromi et al. (2008): a. a. O.

55 Mashhadi, Nafiseh Sokri et al. (2018): *Astaxanthin improves glucose metabolism and reduces blood pressure in patients with type 2 diabetes mellitus.* Asia Pacific Journal of Clinical Nutrition 2018, 27(2), S. 341-346. http://apjcn.nhri.org.tw/server/APJCN/27/2/341.pdf (Stand 19.01.2018).

56 Nakamura, Akira et al. (2004): *Changes in visual function following peroral astaxanthin.* Japanese Journal of Clinical Ophthalmology 58(6), S. 1051–1054.

57 Woytinas, René (2013): *Asthenopie als muskelassoziiertes Beschwerdebild der Augen.* Erfahrungsheilkunde 02(62), S. 94–97.

58 Nagaki, Y. et al. (2002): *Effects of astaxanthin on accommodation, critical flicker fusions, and pattern visual evoked potential in visual display terminal workers.* Journal of Traditional Medicines 19(5), S. 170–173. https://pdfs.semanticscholar.org/13bf/024ccc9a-07f88a36046d7d730d808c9fa37c.pdf (Stand 19.01.2018).

59 Takahashi, Nanako / Kajita, Masayoshi (2005): *Effects of Astaxanthin on Accommodative Recovery.* Journal of Clinical Therapeutics & Medicines 21(4), S. 431–436.

60 Iwasaki, Tsuneto / Tahara, Akihiko (2006): *Effects of Astaxanthin on Eyestrain Induced by Accommodative Dysfunction.* Journal of the Eye Volume 23(6), S. 829–834.

61 Kajita, Masayoshi et al. (2009): *The Effects of a Dietary Supplement Containing Astaxanthin on the Accommodation Function of the Eye in Middle-aged and Older People.* Medical Consultation & New Remedies, 46 (3), S. 89–93. http://www.flex-news-food.com/files/bioreal031209.pdf (Stand 06.01.2018).

62 Ma, Le et al. (2016): *Lutein, Zeaxanthin and Meso-zeaxanthin Supplementation Associated with Macular Pigment Optical Density.* Nutrients 8(426), S. 1–14. http://www.mdpi.com/2072-6643/8/7/426/htm (Stand 06.01.2018).

63 Piermarocchi, Stefano et al. (2012): *Carotenoids in Age-related Maculopathy Italian Study (CARMIS): two-year results of a randomized study*. European journal of ophthalmology 22(2), S. 216–225.

64 Guillerme, Jean-Baptiste et al. (2017): *Applications for Marine Resources in Cosmetics*. Cosmetics 4(35), S. 1–15. http://www.mdpi.com/2079-9284/4/3/35/htm (Stand 19.01.2018).

65 Rinnerthaler, Mark et al. (2015): *Oxidative Stress in Aging Human Skin*. Biomolecules 5, S. 545–589. https://www.ncbi.nlm.nih.gov/pmc/articles/PMC4496685/ (Stand 19.01.2018).

66 Chalyk, Natalya E. et al. (2017): *Continuous astaxanthin intake reduces oxidative stress and reverses age-related morphological changes of residual skin surface components in middle-aged volunteers*. Nutrition Research (im Druck, für die Publikation akzeptiert), o. S. http://www.lycotec.com/new2015/wp-content/uploads/2017/09/Continuous-astaxanthin-intake-reduces-oxidative-stress-and-reverses-age-related-morphological-changes-of-residual-skin-surface-components-in-middle-aged-volunteers.pdf (Stand 19.01.2018).

67 Tominaga, K.et al. (2017): *Protective effects of astaxanthin on skin deterioration*. Journal of Clinical Biochemistry and Nutrition 61(1), S. 33–39.

68 Aliev, Gjumrakch et al. (2010): *Oxidative Stress Induced Mitochondrial Failure and Vascular Hypoperfusion as a Key Initiator for the Development of Alzheimer Disease*. Pharmaceuticals 3, S. 158–187. https://www.ncbi.nlm.nih.gov/pmc/articles/PMC3991025/ (Stand 19.01.2018).

69 Katagiri, Mikiyuki et al. (2012): Effects of astaxanthin-rich *Haematococcus pluvialis* extract on cognitive function: a randomised, double-blind, placebo-controlled study. Journal of clinical biochemistry and nutrition. 51(2), S. 102–107. https://www.ncbi.nlm.nih.gov/pmc/articles/PMC3432818/ (Stand 19.01.2018).

70 Sanches de Oliveira, Rafaela et al. (2014): *Use of computerized tests to assess the cognitive impact of interventions in the elderly*. Dementia & Neuropsychologia 8(2), S. 107–111. http://www.scielo.br/pdf/dn/v8n2/1980-5764-dn-08-02-00107.pdf (Stand 19.01.2018).

71 Sawaki, Keisuke et al. (2002): *Sports Performance Benefits from Taking Natural Astaxanthin *Characterized by Visual Acuity and Muscle Fatigue Improvement in Human.* Journal of Traditional Medicines 19(5), S. 170–173. http://www.cis.edu.rs/wp-content/uploads/kurs/XVIII-predavanje/reference/Sport-performance-benefits-from-taking-natural-astaxantin.pdf (Stand 19.01.2018).

72 Djordjevic, B. et al. (2012): *Effect of astaxanthin supplementation on muscle damage and oxidative stress markers in elite young soccer players.* The Journal of sports medicine and physical fitness 52, S. 382–392.

73 Earnest, C. P. et al. (2011): *Effect of Astaxanthin on Cycling Time Trial Performance.* International Journal of Sports Medicine 32, S. 882–888.

74 Hwang, Yun-Ho et al. (2017): *The Protective Effects of Astaxanthin on the OVA-Induced Asthma Mice Model.* Molecules 22, S. 1–11. https://www.ncbi.nlm.nih.gov/pubmed/28887839 (Stand 19.01.2018).

75 Park, Ho et al. (2017): *Anti-inflammatory effect of Astaxanthin in phthalic anhydride-induced atopic dermatitis animal model.* Experimental Dermatology 10, o. S. [Epub ahead of print]. https://www.ncbi.nlm.nih.gov/pubmed/28887839 (19.01.2018).

76 El-Agamy, Sara et al. (2017): *Astaxanthin Ameliorates Doxorubicin-Induced Cognitive Impairment (Chemobrain) in Experimental Rat Model: Impact on Oxidative, Inflammatory, and Apoptotic Machineries.* Molecular Neurobiology 54(8), S. 1–14. https://www.ncbi.nlm.nih.gov/pubmed/?term=Astaxanthin+Ameliorates+Doxorubicin-Induced+Cognitive+Impairment+(Chemobrain)+in+Experimental+Rat+Model%3A+Impact+on+Oxidative%2C+Inflammatory%2C+and+Apoptotic+Machineries. (Stand 19.01.2018).

77 Yuce, Hatice et al. (2017): *Investigation of the effect of astaxanthin on alveolar bone loss in experimental periodontitis.* Journal of Periodontal Research 10, S. 1–8.

78 Hyunju, Kang / Hyeyoung, Kim (2017): *Astaxanthin and β-carotene in Helicobacter pylori-induced Gastric Inflammation: A Mini-review on Action Mechanisms.* Journal of Cancer Prevention 22(2), S. 57–61.

https://www.ncbi.nlm.nih.gov/pmc/articles/PMC5503216/pdf/jcp-22-057.pdf (Stand 19.01.2018).

79 Ni, Xiaofeng et al. (2017): *Astaxanthin Inhibits PC-3 Xenograft Prostate Tumor Growth in Nude Mice*. Marine Drugs 15, S. 1–15. https://www.ncbi.nlm.nih.gov/pmc/articles/PMC5367023/pdf/marinedrugs-15-00066.pdf (Stand 19.01.2018).

80 O. A. (2016): Global Carotenoids Market Size To Reach $1.74 Billion By 2025. http://www.grandviewresearch.com/press-release/global-carotenoids-market (Stand 19.01.2018).

81 O. A. (2017): Astaxanthin Market Size Worth $2.57 billion By 2025 | CAGR: 18.9%. http://www.grandviewresearch.com/press-release/astaxanthin-market (Stand 19.01.2018).

82 Shah, Mahfuzur R. et al. (2016): a. a. O.

83 Shah, Mahfuzur R. et al. (2016): a. a. O.

84 Shah, Mahfuzur R. et al. (2016): a. a. O.

85 Weitere Informationen unter: https://www.algatech.com/1884 (Stand 19.01.2018).

86 Weitere Informationen unter: https://www.cyanotech.com/bioastin.html (Stand 19.01.2018).

87 Todd, Lorenz, R. / Cysewski, Gerald (2000): Commercial potential for *Haematococcus* microalga as a natural source of astaxanthin. Trends in biotechnology 18, S. 160–167. http://www.ruscom.com/cyan/web02/pdfs/naturose/nrtl02.pdf (Stand 19.01.2018).

88 Weitere Informationen unter: http://www.astareal.com/ (Stand 06.01.2018).

89 Turujman, S. A. (1997): *Rapid Liquid Chromatographic Method to Distinguish Wild Salmon from Aquacultured Salmon Fed Synthetic Astaxanthin*. Journal of AOAC International 80(3), S. 622–632.

90 O. A. (2014): *Scientific Opinion on the safety of astaxanthin-rich ingredients (AstaREAL A1010 and AstaREAL L10) as novel food ingredients*. EFSA Journal 12(7), S. 1–35. http://onlinelibrary.wiley.com/doi/10.2903/j.efsa.2014.3757/epdf (Stand 19.01.2018).

91 Ursoniu, Sorin et al. (2015): *Lipid profile and glucose changes after supplementation with astaxanthin: A systematic review and meta-analysis of randomized controlled trials.* Archives of Medical Science 11, S. 253–266.

92 Dalei, Jikasmita/ Sahoo, Debasish (2015): *Extraction and Characterization of Astaxanthin from the Crustacean Shell Waste from Shrimp Processing Industries.* International Journal of Pharmaceutical Sciences and Research 6(6), S. 2532–2537.

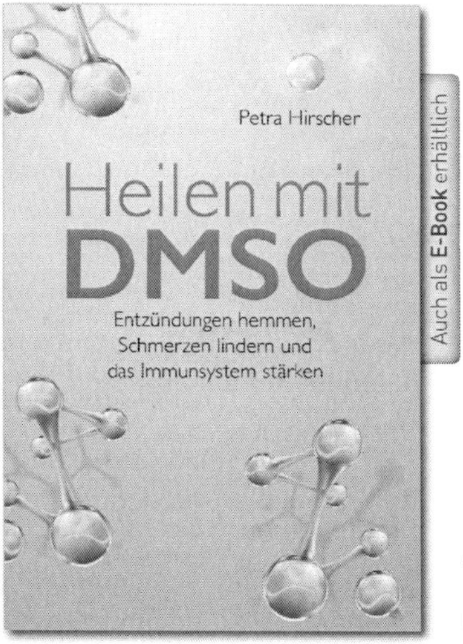

96 Seiten
7,99 € (D) / 8,30 € (A)
ISBN 978-3-95760-009-7

Petra Hirscher

Heilen mit DMSO

Entzündungen hemmen, Schmerzen lindern und das Immunsystem stärken

Dimethylsulfoxid (DMSO) ist eine natürliche organische Schwefelverbindung, die in unserem Blut, im Plankton der Meere, in den Wurzeln und der Rinde von Pflanzen vorkommt. DMSO wirkt direkt in den Zellen des Körpers, denn es hat eine herausragende Eigenschaft: Es ist sowohl fett- als auch wasserlöslich und eignet sich daher hervorragend als Trägersubstanz für Arzneimittel, da es Körperbarrieren wie die Haut und Zellwände mühelos durchdringt. DMSO kann bei Erkrankungen der Haut, bei Entzündungen und in der Schmerztherapie gezielt eingesetzt werden. Aufgrund seiner natürlichen Eigenschaften als Antioxidans schützt es vor freien Radikalen, stärkt die Zellen und macht sie widerstandfähiger gegen schädliche Umwelteinflüsse.
Dieses Buch erklärt verständlich die Anwendung von DMSO als Hausmittel und bei der medikamentösen Behandlung von Krankheiten. Es gibt praktische Anleitungen zur wirksamen Dosierung, zur Kombination mit anderen Heilmitteln und zu Darreichungsformen.

Made in United States
North Haven, CT
04 November 2026

21772021R00058